U0236656

协和血管外科护士值班手册

主　编　郑月宏　王　磊

中国协和医科大学出版社
北　京

图书在版编目（CIP）数据

协和血管外科护士值班手册／郑月宏，王磊主编 . 一北京：中国协和医科大学出版社，2023.3

ISBN 978 - 7 - 5679 - 2171 - 9

Ⅰ.①协… Ⅱ.①郑… ②王… Ⅲ.①血管外科学 - 护理学 - 手册 Ⅳ.①R473.6 - 62

中国国家版本馆 CIP 数据核字（2023）第 041318 号

协和血管外科护士值班手册

主　　编： 郑月宏　王　磊
责任编辑： 李元君

出版发行：中国协和医科大学出版社
（北京市东城区东单三条 9 号　邮编 100730　电话 010 - 65260431）
网　　址： www.pumcp.com
经　　销： 新华书店总店北京发行所
印　　刷： 三河市龙大印装有限公司

开　　本： 787mm × 1092mm　1/32
印　　张： 6.25
字　　数： 150 千字
版　　次： 2023 年 3 月第 1 版
印　　次： 2023 年 3 月第 1 次印刷
定　　价： 50.00 元

ISBN 978 - 7 - 5679 - 2171 - 9

编者名单

主　　编：郑月宏　王　磊

副 主 编：徐雪蕾　许慧平　黄文静

编　　者：（按姓氏笔画排序）

卫丹丹　王　宇　王　悦　王　磊

历运楠　亢　丽　田艳华　刘文静

刘拽拽　许慧平　吴成葳　张　博

林　环　罗家音　郑月宏　赵　琳

徐雪蕾　高　鹏　高海燕　郭明华

黄文静　梁　芳　樊景春

学术秘书：刘雪娇　王　欢

前　言

　　随着我国人口老龄化不断加剧，血管性疾病发病率近年来明显上升，全面防治血管性疾病是实现"健康中国"的重要一环，护理人员在其中承担着不可替代的责任与使命。血管外科是一个新兴的临床学科，随着医疗技术的快速发展，血管外科医学也带动了血管护理专业的进步。随着血管外科逐渐在全国各市、县级医院的成立及蓬勃发展，同时由于血管外科专业护理相关书籍缺乏，很多年轻的血管外科护士面对临床问题时往往不知道如何有效地处理。为了帮助血管外科护理人员提高专业理论知识及实用技能，保障护理质量和安全，本书特邀请血管外科资深护理专家编写此书。本书立足临床，注重实用，以简便、实用、规范、全面为宗旨，并且结合编者自身的临床护理经验以及国内外血管外科护理新进展，希望能对血管外科临床护理工作有所帮助和指导，成为一线血管外科护理人员的口袋书。

　　全书内容分为三章，第一章介绍临床护士的岗位思维路径，主要针对值班汇报病情、使用呼叫器等问题进行了讲解，特别是将可能用到的联系电话进行了个性化的排列，以便护理人员临床使用；第二章主要介绍了血管外科常见护理临床技能、实验室检验结果解读、影像学检查及特殊用药的注意事项；第三章主要介绍了病房管理、临床专科急症方面的应急事件应对流程。

　　本书主要将护理要点以图表的形式展现，简单明了，方便临床护理人员值班时候快速查阅，部分操作以视频形式展现，直观易学。

期望本书成为广大一线护理人员的良师益友。由于编者自身学识和经验所限，加之血管外科专科知识随着医学技术的进展日新月异，编写中难免存在不足及疏漏，欢迎广大读者批评斧正。

编者

2023 年 3 月

目　录

第一章

心中有沟壑
——岗位思维路径

思维路径是大脑中的预测能力系统，是大脑在面对某种信息、现象时的综合判断，产生朝向目标，进而实现目标的计划和方法。思维路径的差异会导致认知的差异，进而导致行为结果的不同。护理工作中，正确的思维路径可以实现正确的预判断，减少差错的发生。

作为一名新入职的护士，容易掌握的是各种操作技术，不容易掌握的是工作岗位上正确的思维路径。既不能形成定势，也不能天马行空。是否具有正确的预判断及统筹处理能力是新护士与资深护士的能力差别之一。

▧ 第一节　新护士手册

一、当班电话

新护士应该将一些经常联系的人员或部门的联系方式整理出来。表 1-1 仅是一个示例，可以根据实际情况自行编辑填写，表格中应填写具体电话号码。

表 1-1　当班电话

重要联系人		职能科室	
科主任		医院感染管理处	
护士长		信息中心	
病房值班		医保办	
院总值班		护理部	
内科总值班		医务处	
火警		病案室	

续表

重要联系人		职能科室
		住院处
		保卫处
医技科室及后勤保障		**急救相关科室**
药房		急诊 CT 室
麻醉科（PCA）值班		急诊 B 超室
放射科		急诊化验室
病房 B 超室		麻醉科
总机		手术室
外勤		ICU
保洁		呼吸中心
维修处		血库
租赁中心		急诊药房

二、核心制度

在临床护理工作中有一些核心制度，是顺利开展工作的基础，新护士必须掌握，一般包括如下方面。

1. 分级护理制度。
2. 交接班制度。
3. 查对制度。
4. 执行医嘱制度。
5. 输血安全制度。
6. 药品管理制度。
7. 护理安全教育、管理制度。

8. 护理查房制度。
9. 护理记录书写基本要求。

三、交班前工作核查

　　值班护士必须坚守岗位，履行职责，保证各项护理工作准确及时地进行；交班前值班护士应完成本班的各项工作。为保证按时交接班，交班前值班护士需完成的工作可参考《工作核查清单》（表1-2）。交接班应全面、细致、重点突出，做好文字记录，发现问题及时处理。具体交接班内容可参考《交接班内容核查清单》（表1-3）。

表1-2　工作核查清单

项目	完成情况
● 毒麻药、贵重药、运行药物数量相符、规范放置等 ● 抢救药品、物品及仪器设施处于完好备用状态 ● 病房常用仪器设备处于完好备用状态且数量相符，清点有记录 ● 当班口服药物已及时发放 ● 当班临时、长期医嘱已及时处置 ● 完成出院（转科、转院）患者的宣教、准备工作等 ● 完成入院（转入）患者的评估、宣教等工作 ● 完成手术（分娩）患者的健康教育、准备、专科护理等工作 ● 完成病危及病重患者的病情观察、医嘱处理、专科护理等工作 ● 患者出现病情变化已及时通知医生，完成给药、观察、健康教育及护理记录等 ● 按时完成检验和检查的通知、健康宣教及准备工作 ● 按时完成护理记录，书写规范、完整 ● 按时完成交接班记录，书写规范、完整 ● 交班前已巡视患者、掌握病情，了解各项治疗进展情况 ● 交班前整理各室物品，保持规范、整洁 ● 交接完毕后，交班护士方可离开岗位	自我核查

表 1-3　交接班内容核查清单

项目	完成情况
患者情况 ● 当天住院患者总数，出院（转科、转院）、入院（转入）、手术（分娩）、病危、病重、死亡人数 ● 新入院患者姓名、年龄、入院时间、诊断、入院原因、症状、体征及心理状态 **重点病情** ● 手术患者返回病房时间、麻醉方式、手术名称、生命体征、管路、伤口、治疗及护理重点等；分娩患者的分娩方式 ● 当天准备手术患者的手术名称、麻醉方式和术前准备情况等 ● 特殊检查、治疗后患者的病情，当天拟行特殊检查（或治疗）的患者及其检查（或治疗）名称和准备情况 ● 危重症患者的生命体征、病情变化，与护理相关的异常指标、特殊用药情况、管路及皮肤状况等 ● 精神疾病或有心理问题的患者，存在的安全隐患、观察及护理重点 ● 死亡患者的抢救经过、死亡时间 **护理要点** ● 针对患者的主要问题 ● 强调观察重点 ● 实施治疗护理的效果 **药品及物品清点** ● 交接班护士当面清点毒麻药、贵重药、急救药和仪器设备等 **床旁交接** ● 查看新入院（转入）、危重、抢救、昏迷、手术等患者的意识、生命体征、皮肤、管路、治疗及专科护理的执行情况 ● 交接班护士共同巡视和检查病房清洁、整齐、安静、安全情况	自我核查

■ 第二节　SBAR 沟通

沟通随着人类的诞生而出现，是人类赖以生存和发展的基本活动。

医疗领域中的沟通也称为治疗性沟通，指医患之间、医务人员之间，围绕患者的治疗问题进行的、能对治疗起积极作用的信息传递和理解。

治疗性沟通最重要的基础是共情，即同理心，就是站在对方角度考虑问题，对对方的行为作出理解。治疗性沟通是一种有效的沟通，目的是使服务对象受益，是医务人员的必修课。

20 世纪 90 年代，Kaiser Permanente 第一次在医疗领域内使用标准化治疗性沟通模式，包括现状（situation）、背景（background）、评估（assessment）、建议（recommendation），简称 SBAR 沟通（表 1-4）。它是一种以证据为基础的标准沟通方式，主要应用在复杂的特殊状况下。医护人员进行标准化沟通，可确保沟通的及时性与高效性，推动建设医院患者安全文化。目前 SBAR 沟通主要用于护士向医生汇报病情、患者的转运交接、护理交接班、护理查房中。

表 1-4　SBAR 沟通

现状	主要指患者目前出现的状况
背景	主要指患者入院后病情的相关信息，如入院后诊断结果、既往病史与现病史、已实施的诊治和护理措施等

续表

评估	主要指医务人员根据对患者的观察及自己的职业能力判断患者相关指标的现状，如患者的生命体征、氧疗状况、身心感受、病情的发展趋势、疼痛程度等多方面的评估
建议	主要指问题的解决方案

使用这种标准化沟通模式时，交流的有效性大大提高。在实际运行过程中，当信息接收者可对信息发出者所要传达的内容预知，信息发出者对信息接收者需要的内容预测，即使双方对对方的情况不了解，也可确保信息有效、准确地传递。医生作为倾听者，知道护士会告诉他什么，因而会更有效地倾听；护士作为汇报者，知道医生期待了解哪些内容，因而会更有效地汇报，表 1-5 ~ 表 1-7 为交接班时病情汇报情境下使用 SBAR 沟通模式的示例。

表 1-5 主动脉夹层胸痛患者交接班 SBAR 沟通模式示例

现状	● 2 床患者，XX，男性，64 岁 ● 主诉胸部撕裂样疼痛，疼痛评分 6 分 ● BP 154/90 mmHg，P 90 次 / 分，R 23 次 / 分 ● 神志清楚，双上肢皮温正常，左侧桡动脉搏动弱
背景	● 今日凌晨突发胸痛 ● 当地医院 CT 诊断主动脉夹层急诊入院 ● 入院 BP 180/100mmHg，P 96 次 / 分 ● 疼痛评分 7 分，哌替啶 50mg 肌内注射 ● 生理盐水 30ml ＋尼卡地平 30mg，5ml/h 泵入 ● 0.5 小时后疼痛评分 2 分，BP 140/90mmHg，P 80 次 / 分，入院查体双上肢皮温正常，左侧桡动脉搏动弱

续表

评估	● 患者再次疼痛，可能与血压高、主动脉夹层进一步撕裂有关
建议	● 已经遵医嘱将尼卡地平注射液调整为 8ml/h 静脉泵入 ● 安慰患者放松心情 ● 主管医生已看过患者，接班后请继续严密监测生命体征，收缩压控制在 120mmHg 以下、P 60 次 / 分左右，动态评估疼痛部位、性质、强度，评估穿刺部位皮肤情况、四肢循环情况 ● 注意安抚患者及其家属，如需手术，积极做好术前准备

注：BP，血压；P，脉搏；R，呼吸（后表相同）。

表 1-6 腹主动脉瘤发生急性左侧心力衰竭患者交接班 SBAR 沟通模式示例

现状	● 8 床患者，XX，男性，70 岁 ● P 130 次 / 分，R 25 次 / 分，BP 95/59mmHg，SpO_2 89% ● 患者咳粉红色泡沫痰 ● 自述胸闷，心悸，口唇发绀，大汗淋漓
背景	● 今日在全麻下行腹主动脉瘤腔内隔绝术 ● 术后神志清楚，呼吸平稳，无不适主诉 ● 既往冠心病史
评估	● 听诊患者双肺湿啰音，心音低钝，考虑有急性左侧心力衰竭可能
建议	● 开放了 2 条静脉通路 ● 高流量吸氧 6 ~ 8L/min ● 协助患者取端坐卧位

注：SpO_2，经皮动脉血氧饱和度。

表 1-7 下肢疼痛患者交接班 SBAR 沟通模式示例

现状	• 10 床患者，XX，女性，72 岁 • 14：00 突发右下肢疼痛 • 测量生命体征 T 36.5℃，BP 130/76mmHg，P 78 次 / 分，R 20 次 / 分，神志清楚 • 下肢体征：右下肢温度较前冰凉，颜色较前苍白，感觉疼痛明显加重，右侧足背动脉搏动未触及 • 疼痛评分：7 分 • 患者情绪紧张，有明显焦虑和烦躁
背景	• 患者今日上午 9：00 因右下肢疼痛入院，诊断为下肢动脉硬化闭塞症 • 今日已遵医嘱给予血管扩张药及缓解血管痉挛药物
评估	• 患者下肢疼痛可能与下肢缺血缺氧、无氧代谢产生酸性物质刺激有关
建议	• 已经建议患者勿抬高患肢，患肢穿棉袜、注意保暖，并安抚情绪 • 建议医生：到病房查看患者，调整或更改镇痛用药，并给予心电监护，尽早安排介入治疗 • 建议接班护士：注意患肢保暖，继续观察患肢皮肤温度、颜色、感觉、足背动脉搏动情况；加强心理护理，可听音乐，分散注意力；督促患者按时用药，观察用药效果，及时对症处理，做好急诊介入手术准备

注：T，体温。

护士肩负着观察病情、分析病情、作出判断的责任。应用 SBAR 沟通模式有利于提高护理质量，保障患者安全，提高沟通效率，同时能够训练护士的临床思维能力。SBAR 模式教会我们如何思考问题，做思想行动者，而不是单纯学习护理知识和技术。

◾ 第三节　学会打电话

在临床工作中，电话沟通时除了要注意最基本的电话礼仪之外，还必须保证思路清晰、内容准确、表达精炼、语气恰当，确保沟通的有效性。

一、三不原则

工作期间不在工作场所接听私人电话，特别是正在与患者讲话和进行操作时；不用手机浏览游戏、娱乐网站、微博、微信、朋友圈等；不个人长时间占用办公电话。

二、电话礼仪

接打电话要礼貌，自报家门很重要。
说明目的话精炼，虚心请教谢当先。
深夜午休先致歉，信息上报要全面。
电话咨询听仔细，重点内容记手边。
急救电话要冷静，同行协作不抱怨。
提高警惕防录音，诈骗电话机智断。

三、紧急抢救

紧急情况下给相关科室或相关人员拨打电话时，仍然要运用 SBAR 沟通模式进行沟通，能够提高沟通的有效性。也可以引入降阶梯思维，向 B-A-R-S 顺序转变，通过前置 B 模块，对危及患者生命的病情予以警示，对气道、循环等风险做出评估，提出解决方案等建议，最后对患者的一般资料予以汇报，示例见表1-8、表1-9。

表1-8 腹主动脉瘤突发腹痛加剧患者的电话沟通之降阶梯式 SBAR 沟通模式示例

背景	<ul><li>1床患者，XX，男性，65岁，腹主动脉瘤，15：00如厕后突发腹痛加剧</li><li>既往有高血压史20年</li><li>中午12：00已静脉泵入硝普钠降压</li></ul>
评估	<ul><li>BP 160/90mmHg，P 90次/分，R 19次/分，SpO$_2$ 96%</li><li>疼痛评分为7分，神志清楚</li></ul>
建议	<ul><li>患者疼痛可能与腹压突然增高有关</li><li>已经给予患者平卧位</li><li>吸氧3L/min</li><li>开通静脉通路</li><li>观察患者腹痛情况及血压变化</li></ul>
现状	<ul><li>自觉腹部有搏动性包块，上午11：30入院</li><li>入院时疼痛评分2分，BP 150/92mmHg</li><li>给予平位休息，心电监护、血氧饱和度监测</li><li>目前患者情绪很紧张，请您过来查看</li></ul>

表1-9 门静脉血栓形成出现黑便患者电话沟通之降阶梯式 SBAR 沟通模式示例

背景	<ul><li>23床患者XXX，男性，45岁，门静脉血栓形成</li><li>15：20主诉腹痛，解黑便一次，量约100ml</li></ul>
评估	<ul><li>BP 90/55mmHg，P 115次/分，R 20次/分，SpO$_2$ 99%</li><li>疼痛评分为6分，神志清楚，脐周有压痛，无反跳痛和肌紧张，肠鸣音活跃</li></ul>

续表

建议	● 患者黑便可能与门静脉血栓形成后门静脉血流受阻、食管胃底静脉曲张破裂出血有关 ● 指导患者平卧休息，暂禁饮食，并给予吸氧 3L/min，心电监护及血氧饱和度监测，建立静脉通路，留取患者大便标本，做便潜血检查
现状	● 因剑突下疼痛 2 月余昨日入院，拟行介入治疗 ● 密切观察患者有无进行性出血表现及血压变化 ● 请您过来查看患者

〰 第四节　正确使用呼叫器

　　病区护士站传呼系统是医院病房的必备设备，是患者与护理人员沟通的重要途径，护士及时接听是使用呼叫器的重要原则，但是呼叫器不能取代护士到床旁与患者进行沟通与评估。

　　1. 呼叫器的使用　呼叫器的使用是双向的，但在临床中主要用于患者呼叫护士，较少用于护士呼叫患者；通过呼叫器和患者沟通时，需注意病房内呼叫器的声音是公放的，一定要注意隐私保护和避免打扰同房间患者休息。

　　2. 呼叫器语言

　　（1）接听：响铃一到两声后接起。"您好，我是责任护士 XXX……请问……好的，我马上就来……"

　　（2）通知："您好，XX 床 XXX 阿姨吗？ 医生 X 分钟后会给您伤口换药，请您在病房等候。"

　　注意避免长时间无人接听而引起患者焦虑和担心，避免使用呼叫器长篇大论指挥患者，避免只简单回应一句"等一下"或"知道了"就关闭呼叫器。合适的语言有助于树立护士良好的职业形象。

第二章

手中有技能
——病房实务管理

▣ 第一节　常用操作专业指南

一、梯度弹力袜使用及注意事项

梯度弹力袜也称为医用弹力袜（medical compression stockings，MCS），是一种具有梯度压力、可对腿部进行压迫的长袜，其设计严格遵循医学技术规范，采用的梯度压力原理是在足踝处建立最高压力，并沿腿部向心脏方向逐渐降低。梯度弹力袜从足踝向腿部施加梯度压力，促进血液从浅静脉通过穿支静脉流向深静脉，使深静脉内血流速度和血流量增加。适当的分级加压还可缩减静脉横截面积，改善静脉瓣膜功能，增强骨骼肌静脉泵作用，调节部分凝血因子水平，增强下肢深部组织氧合，从而有效预防深静脉血栓形成（deep venous thrombosis，DVT），改善慢性静脉功能不全，减少静脉性溃疡发生。

1. 梯度弹力袜的适应证　见表 2-1。

表 2-1　梯度弹力袜的适应证

适应证
● 长时间站立或静坐者
● 孕妇、长期服用避孕药者
● 乘坐飞机或长途车者
● 肥胖、便秘者
● 下肢静脉曲张辅助治疗

2. 梯度弹力袜的禁忌证　见表2-2。

表 2-2　梯度弹力袜的禁忌证

禁忌证
● 严重的动脉硬化或血管缺血性疾病患者（尤其是 ABI < 0.5 的患者禁用压力治疗）
● 严重周围神经病变或其他感觉障碍者
● 心源性水肿者、失代偿性心力衰竭者
● 下肢皮肤和／或软组织疾病者（如近期植皮或存在皮炎等）、下肢存在大的开放或引流伤口者
● 下肢畸形无法穿戴者
● 脓毒性静脉炎患者
● 对梯度弹力袜材料过敏者

注：ABI，踝肱指数（ankle brachial index）。

3. 梯度弹力袜的压力分级　根据压力的大小将梯度弹力袜进行分级，见表2-3。

表 2-3　梯度弹力袜压力分级

压力分级	适用范围
一级压力 （16～22mmHg）	● 预防保健型：妊娠期、久站久坐人群、血栓高发人群、下肢水肿、经济舱综合征等
二级中压 （23～30mmHg）	● 初期治疗型：静脉曲张初期患者、预防或控制血栓形成后综合征（post-thrombotic syndrome，PTS）患者
二级高压 （31～36 mmHg）	● 中度治疗型：下肢已有明显的静脉曲张并伴有腿部不适感患者；静脉炎及妊娠期严重静脉曲张患者；静脉曲张术后患者
三级压力 （37～46mmHg）	● 下肢高度水肿、溃疡，皮肤变黑、变硬，高度淋巴水肿、严重血栓形成后综合征等患者

4. 梯度弹力袜正确穿脱方法及日常护理

（1）梯度弹力袜的穿脱方法

1）穿着时将梯度弹力袜外翻至足踝处，若为露足趾型梯度弹力袜，需先穿套好袜套。

2）从足尖向足跟依次套入。

3）展开至踝部及小腿部或至大腿。

4）轻轻牵拉梯度弹力袜足尖部分，保持足趾良好活动性。露足趾型梯度弹力袜需从足趾处抽出袜套。

5）穿好后检查梯度弹力袜是否平整，不可出现重叠褶皱，避免形成止血带效应。

6）脱梯度弹力袜时，从顶部开始，手指抓紧梯度弹力袜的内外侧，将其外翻，平稳地将梯度弹力袜顺腿脱下。

7）以膝上型梯度弹力袜的穿脱为例，具体视频可扫描二维码观看。

▶ 梯度弹力袜穿脱具体方法

（2）穿着梯度弹力袜注意事项 穿着梯度弹力袜最佳时间是在早上起床时，此时水肿尚未开始。如患者腿部水肿，可先抬腿 5～10 分钟使下肢静脉血液回流。

1）下地活动的患者：每天晨起后穿着梯度弹力袜较为方便容易；日间再次穿着时，可平卧并抬高下肢 10 分钟左右。

2）卧床患者：需每 4～6 小时脱下梯度弹力袜观察骨突部位及袜口处皮肤情况，可采取及时调整袜口位置、在袜口处垫薄软布或内穿丝袜等方式预防袜口处黏胶过敏。

（3）梯度弹力袜日常护理

1）梯度弹力袜由特殊纤维材质（涤纶和氨纶不同配比）制成，由于其是针织物品，不能频繁清洗。

2）根据实际使用情况可以只清洗梯度弹力袜足部位置，

减少清洗次数，有条件者可备两双交替使用。

3）使用中性洗涤剂（如洗洁精、洗手液、婴儿洗涤用品等）洗涤梯度弹力袜，温水（30℃以下）或冷水清洗。

4）晾干方式：切勿选择拧干、烘干、机器甩干，可手挤或用干毛巾吸除多余水分，自然晾干，忌暴晒，以便延长弹性纤维的寿命。

5）遵守上述清洗要求的前提下，一般建议6个月左右更换梯度弹力袜。

6）使用梯度弹力袜时注意修剪指甲和趾甲，避免钩破梯度弹力袜。

二、血管疾病相关操作与治疗

（一）抗凝剂皮下注射

以低分子量肝素为代表的抗凝剂是血管外科常用的专科用药。一般通过皮下注射的方式给药，给药后经血管内皮吸收，通过抑制凝血因子和对纤维蛋白原的溶解发挥其抗凝血作用，由于安全性相对较高，被广泛地用于临床抗凝治疗。

1. 注射工具选择　临床常用预灌式抗凝剂，针头长度和外径较普通1ml注射器小，安全性高、耐受性好。不同预灌式抗凝剂的针头规格参数差别不大。

2. 抗凝剂适应证　见表2-4。

表2-4　抗凝剂适应证

	适应证
VTE 预防	● 大手术围手术期患者 ● 存在 VTE 中、高危风险的卧床患者 ● 高凝状态且物理预防措施无效的患者

续表

适应证	
VTE 治疗	● DVT 伴有 PTE ● 急性周围型 DVT 伴有血栓延伸 ● 中央型和混合型 DVT ● 癌症相关血栓形成 ● 口服抗凝剂效果欠佳的复发 VTE ● 肝硬化伴有门静脉血栓形成 ● 急性脑静脉窦血栓形成 ● 内脏静脉急性血栓形成
其他治疗领域	● 急性冠状动脉综合征 ● 弥散性血管内凝血 ● 缺血性脑卒中 ● 糖尿病肾病 ● 由抗磷脂综合征、自身免疫病等因素引起反复 自然流产等疾病的抗凝治疗

注: VTE, 静脉血栓栓塞(venous thromboembolism); DVT, 深静脉血栓形成(deep venous thrombosis); PTE, 肺血栓栓塞症(pulmonary thrombo embolism)。

3. 抗凝剂禁忌证 见表 2-5。

表 2-5 抗凝剂禁忌证

绝对禁忌证	● 肝素或其衍生物过敏 ● 严重凝血功能障碍(与肝素治疗无关的弥散性血 管内凝血除外) ● 活动性出血(如脑出血、消化性溃疡出血、术后 活动性出血等),或有出血倾向的器官损伤 ● 急性感染性心内膜炎
相对禁忌证	● 急性大面积缺血性脑卒中伴或不伴意识障碍 ● 严重肝肾功能不全 ● 难以控制的高血压 ● 同时应用阿司匹林、非甾体抗炎药、右旋糖酐、噻 氯匹定、皮质类固醇治疗时,有增加出血的危险

4. 注射部位选择　上臂三角肌下缘、腹部、大腿前侧及外侧、臀部、后背均可作为注射部位（图2-1）。不同注射部位药液吸收速度不同，依次为腹部＞上臂＞大腿＞臀部＞背部。由于腹部注射面积大、皮下脂肪多、毛细血管相对少、皮下温度恒定、药物吸收快、不受运动的影响等原因，为临床常用注射部位。

对非妊娠期成年患者，无论单次注射或长期注射，抗凝剂注射部位均首选腹部。腹部注射部位包括上起自左右肋缘下1cm，下至耻骨联合上1cm，左右至脐周10cm内，注意一定要避开脐周5cm。左右交替注射，两次注射点间距2cm，注射时避开皮肤破损、手术瘢痕及有斑或痣的部位。

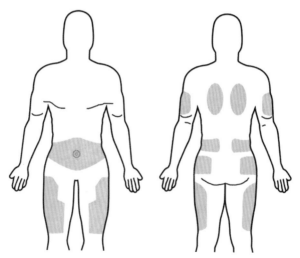

▷ 图2-1　抗凝剂皮下注射部位

5. 健康宣教

（1）嘱患者注射过程中勿突然更换体位。

（2）禁忌热敷、理疗或用力在注射处按揉，以免引起毛细血管破裂出血。

（3）如注射部位在脐周水平，嘱患者在注射期间避免将皮带、裤带束缚过紧而摩擦注射部位。

（4）指导患者发现下列情况及时告知医护人员：腹痛、牙龈、眼睑、球结膜、呼吸道、消化道出血；腹部注射部位出现硬结、瘀斑、疼痛；局部或全身有变态反应，如皮疹、发热、畏寒、头晕、胸闷等。

6. 注射注意事项

（1）预灌式注射剂针头为嵌入式，注射前检查玻璃针管乳头部位有无裂纹，取出过程避免方法不当导致针头弯曲。若预灌式注射剂为两支装，注意从外包装边角处分离，严禁用力掰扯，导致针头弯曲。

（2）选择合适的注射部位和体位，避开硬结和瘢痕，首选腹部。

（3）避免在患者腹部系皮带、裤带处皮肤进行注射。

（4）建议采用表盘轮换注射法或腹部注射卡，有规律地轮换注射，避免同一部位重复注射。

（5）用拇指和示指提捏皮肤，建议注射全程保持皮肤皱褶高度不变。

（6）若采用非预灌式注射剂，使用注射器时将针梗的 1/2～2/3 刺入皮下，勿全部刺入，以免进针过深刺入肌内。如发现针头弯曲，应轻柔拔针。

（7）建议尽量缓慢、匀速推注，以降低皮下瘀斑发生率或程度。

（8）低分子量肝素皮下注射后按压与否及按压时长，学术上一直未达成共识。考虑到全凝血时间，一般按压 3 分钟即可，但因药物本身具有抗凝效果，应适当增加按压时间，建议至少按压 5 分钟。且避免揉搓。

7. 相关并发症的原因、预防及处理　见表 2-6。

表 2-6 低分子量肝素皮下注射并发症的原因、预防与处理

并发症	原因	预防及处理
皮下出血	• 抗凝剂本身易导致出血风险 • 注射时未垂直角度刺入，增加针头与皮内接触面积 • 进针过深刺入肌层，造成不必要组织损伤 • 注射时针头刺破血管	• 首选腹部注射 • 有计划地轮换注射部位 • 严格规范操作 • 建议拔针后至少按压 5 分钟，压迫力度以皮肤下陷 1cm 为宜 • 标记皮下出血范围，严密观察并记录 • 对于大范围的皮下瘀斑，临床上常用硫酸镁湿敷贴、水胶体敷料、云南白药、多磺酸黏多糖乳膏等治疗
疼痛	• 自身因素：基础疾病、心理因素、进针时呼吸时相等 • 外部因素：针头型号、注射部位及进针角度、针头/药液与皮肤间温度差、消毒液刺激、注射剂量及注射时间等	• 注射时可转移患者注意力 • 非预灌式注射剂注射时，宜选择长度最短、外径最小的针头 • 注射部位应避开毛囊根部 • 针头距离皮肤高度适中，以腕部力量穿刺，进针轻、稳、准 • 注射时关注患者主诉，如疼痛剧烈或持续疼痛时，应检查和评价注射方法是否得当、评估引起患者疼痛的因素 • 注射时，待消毒液完全干后，尽量缓慢注射
变态反应	• 变应原可为肝素类制剂或预灌式注射器中的橡胶组件成分	• 注射前充分评估患者过敏史，对肝素类药物过敏或 HIT 病史者禁用 • 注射后发生 HIT 者，立即停用并选择阿加曲班等非肝素类抗凝药物替代用药 • 皮疹瘙痒明显者，可局部外用糖皮质激素类药物

注：HIT，肝素诱导的血小板减少症（heparin-induced thrombocytopenia）。

（二）输入纤维蛋白原

1. 纤维蛋白原　纤维蛋白原（fibrinogen，FIB）又称因子Ⅰ，是血浆中含量最高的凝血因子，可发挥有效止血作用。FIB为人血液制品，使用过量易引起血栓，使用过程中应对血浆中FIB水平进行监测，有助于预防血栓性疾病的发生。

2. FIB临床意义　见表2-7。

表 2-7　FIB 临床意义

项目	具体内容
正常参考值	凝血酶比浊法 2～4g/L（200～400mg/dl）
临床意义 ● 增高	● 大手术后、血栓前状态、恶性肿瘤、急性感染、急性心肌梗死、急性传染病、风湿病、糖尿病、急性肾小球肾炎、肾病综合征等
● 减少	● DIC、原发性纤溶症、重症肝炎、肝硬化、低（无）纤维蛋白原血症等

注：DIC，弥散性血管内凝血（disseminated intravascular coagulation）。

3. FIB适应证

（1）获得性低纤维蛋白原血症

1）弥散性血管内凝血（disseminated intravascular coagulation，DIC）：在解除和治疗原发疾病的基础上输注使用，宜同时使用肝素。

2）病理性产科出血。

3）严重肝损伤引起的出血。

4）原发性纤溶症：在解除原发病因的同时补充纤维蛋白原。

5）大量输血伴出血：单纯输注新鲜冰冻血浆（fresh frozen plasma，FFP）不能纠正低纤维蛋白原血症时，可同时输注纤维蛋白原。

（2）先天性低（无）纤维蛋白原血症：在出血、创伤、手术时酌情使用。

（3）先天性异常纤维蛋白原血症：有出血倾向的患者，在急性出血、创伤和手术时酌情使用。

4. FIB 使用注意事项

（1）配制方法（图 2-2）

1）使用前先将药品及灭菌注射用水预温至 30～37℃。

2）按瓶签示量注入预温的灭菌注射用水，置于 30～37℃水浴中，轻轻摇动使制品全部溶解，严禁剧烈振摇，以免蛋白变性。避免蛋白变性是药品顺利溶解的关键一步。

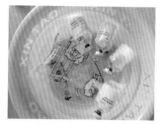

a. 灭菌注射用水＋人纤维蛋白原，置于 30～37℃水浴中

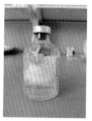

b. 按瓶签示量（25ml）注入预热的灭菌注射用水

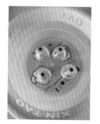

c. 置于 30～37℃水浴中，轻轻摇动使制品全部溶解

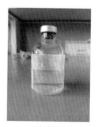

d. 配制好的 FIB

▷ 图 2-2 FIB 配制方法

（2）操作注意事项

1）操作前秉承"三查八对"原则，保证患者安全。

2）2~8℃避光保存和运输药物。

3）应使用带过滤装置的输液器进行静脉滴注，每分钟60滴为宜。

4）如发现有大块不溶物时，禁止使用（此情况多见于溶解过程中用力振摇或溶解前未达到水浴平衡）。

5）一旦溶解，应尽快使用（建议配制好30分钟内开始输注，2小时内输注完毕）。

6）在治疗消耗性凝血疾病时，需注意只有在肝素的保护及凝血酶Ⅲ正常的情况下，凝血因子替代疗法才有效。

7）用药期间，应监测患者凝血指标和纤维蛋白原水平，根据结果调整药物剂量。

（三）间歇性充气加压装置的使用

1. 间歇性充气加压装置　间歇性充气加压装置（inter-mittent pneumatic compression，IPC）是一类设备的总称，而不是特定的某种设备的名称。其主要成分（组件）包括气体发生装置（主机部分）、包裹患者肢体部分（套筒或气囊）和气体传输通道（通气管）。根据加压部位的不同，可分为足底静脉泵、小腿 - 足底静脉泵、小腿静脉泵及小腿 - 大腿静脉泵。IPC主要通过加快下肢静脉的回心血流速度来加速静脉排空、减少血液淤滞，促进下肢血液循环。IPC的压力逐渐向近心端递减，能增加血浆纤维的溶解作用，预防凝血因子聚集及对血管内膜的黏附，预防静脉血栓形成。

2. IPC适应证　见表2-8。

表 2-8 IPC 适应证

适应证
● 大手术后或需长期卧床的患者静脉血栓栓塞症的机械预防
● 静脉瓣膜功能不全引起的静脉反流、近端静脉阻塞造成静脉血回流障碍、先天发育异常或遗传因素所致下肢静脉高压引起的慢性静脉疾病
● 静脉淋巴水肿的治疗，主要用于乳腺癌术后上肢淋巴水肿，以及盆腔术后出现的下肢淋巴水肿

3．IPC 禁忌证　见表 2-9。

表 2-9 IPC 禁忌证

禁忌证
● 确诊或疑似 DVT 患者是绝对禁忌证
● 严重的主动脉关闭不全，主动脉瘤及夹层动脉瘤，各种心律失常或使用置入式电子装置等心脏疾病患者
● 肺水肿患者
● 下肢缺血性血管病变患者
● 患肢不易加压的情况，如严重的肢体畸形、严重的周围神经病变、局部情况异常（如皮炎、坏疽、近期接受皮肤移植手术）等
● 骨肿瘤、骨关节结核患者
● 严重凝血功能障碍者

4．IPC 具体操作

（1）核对医嘱，评估患者病情、配合程度；评估患肢伤口情况、引流管、肢体活动度、水肿及疼痛程度。

（2）测量小腿、大腿周径，选择合适型号腿套。

（3）检查仪器性能：腿套型号是否合适、腿套连接管有无破损、接口是否完好等（图 2-3）。

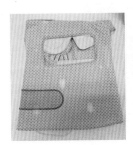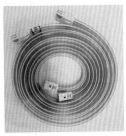

▶图 2-3　腿套及连接管

（4）核对患者信息，悬挂 IPC 于床尾（图 2-4）。

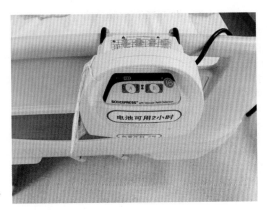

▶图 2-4　IPC 放置位置

（5）患者平卧、肢体外展，整理衣裤并注意保暖。再次核对患者。

（6）平铺腿套于患者腿下，将腿放置于腿套中央，由下至上依次粘贴好搭扣，膝盖暴露于腿套之外，腿套下缘应位于距小腿关节（踝关节）上方，松紧度以能伸进 2 个手指为宜（图 2-5）。

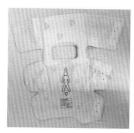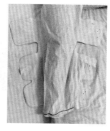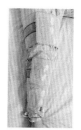

▶ 图 2-5 IPC 操作

（7）连接管路，检查管路无扭曲受压充气囊置于肢体下方。

（8）接通电源，打开开关，启动并计时。

（9）使用过程中加强巡视，密切观察患者下肢皮肤情况，询问患者感受，若有不适，及时通知医生。

（10）使用结束，关机，从上至下依次解开搭扣，取下腿套，检查患者皮肤情况，协助患者取舒适体位，做好记录。

5. 使用注意事项

（1）压力选择：根据患者病情、耐受程度，选择压力范围 5～27kPa。

（2）治疗时间：如单独使用，建议治疗时间 ≥ 18 小时/天；如配合其他物理治疗或药物治疗使用，建议治疗时间 30～60 分钟/次，2～4 次/天。

（3）疗程：建议 7～15 天或持续使用至患者能自行下床行走。

（4）治疗过程中可能由于压力过大引起局部疼痛，可调整压力参数，减低压力。

（5）临床使用中如出现局部皮下出血或紫癜、瘀斑、血肿等症状，或其他不适时，应立即停止使用。

（6）治疗过程中可能由于回心血量增加，心脏前负荷增加，引起血压增高、心悸等不适，也可能因血压增高或精神紧张等因素引起头晕、恶心等不适，应立即停止使用。

（7）为预防交叉感染，建议使用一次性腿套。

（8）避免空载运转，影响气泵和腿套寿命。

（9）注意防水、防火，禁止在机壳上放置物品，腿套应放置于阴凉、干燥处保管，避免锐器刺破气囊。

（四）保护用具（上肢支具）

血管外科常使用上肢支具，用于患者动脉穿刺肢体的制动，预防肘部弯曲造成穿刺部位出血形成血肿或假性动脉瘤。护士应了解使用支具的一般原则和常用支具的使用与护理方法，保证患者舒适、安全，有效发挥支具的作用和功能。

1. 佩戴上肢支具具体操作

（1）佩戴支具前评估穿刺侧肢体皮肤有无破损、压红、水肿等异常，肢体活动、感觉有无异常。

（2）佩戴支具前取纱布或软垫垫于支具内，保护皮肤，增加透气性，避免支具直接接触、压迫皮肤。

（3）上肢取外展中立位，固定于支具内合适位置（图2-6）。

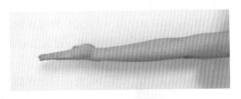

▷ 图 2-6　上肢体位

（4）四根固定带分别固定四指、前臂、上臂及穿刺部位，预防前臂旋前及肘部弯曲（图2-7、图2-8）。

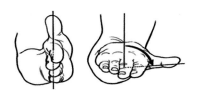

▶ 图 2-7　旋前示意图

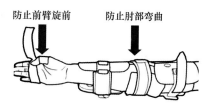

防止前臂旋前　　　防止肘部弯曲

▶ 图 2-8　固定带作用

（5）固定完毕，检查松紧度，以容纳 1~2 指为宜（图 2-9）。定时观察并倾听患者主诉，如有皮肤压红及不适感，及时处理。

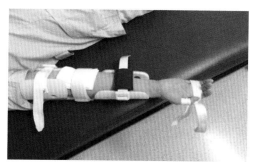

▶ 图 2-9　固定后上肢放置位置

（6）佩戴支具期间，指导患者进行松、握拳运动，并抬高患肢，促进血液回流，防止肢体水肿及血栓形成。

2. 上肢支具的护理

（1）一般护理

1）护士应掌握上肢支具的使用方法、目的、作用及注意事项。使用支具前护士向患者讲解使用支具的目的、演示正确使用方法，保证支具正确使用，并提高其依从性，达到治疗目的。

2）血管外科上肢动脉穿刺保护支具常规使用 24～48 小时，拆除支具后，温水擦洗患肢皮肤，促进血液循环。注意观察皮肤，防止器械相关性压力性损伤。

3）每班观察肢体血液循环变化，如是否出现疼痛、水肿、发绀或苍白、末梢麻木、肌肉无力等，需评估其原因。注意观察支具是否合体、固定带是否牢固、对软组织有无卡压、对皮肤有无摩擦等，一旦发现，应立即调解或去除支具。

4）患者支具使用完毕，需给予 75% 酒精或含氯消毒液消毒处理，避免交叉感染。

（2）常见并发症的护理

1）血液循环障碍：因支具过紧或不合体造成，如果压迫血管，可产生循环障碍，影响血液供应。若患者出现疼痛、水肿、发绀或苍白、末梢麻木、肌肉无力等，应立即评估原因，若发生血液循环障碍，应立即调节支具，情况严重时需要去除支具，缓解过度压迫。

2）神经损伤：支具不合适可使表浅神经受压，尤其是骨突邻近的神经更易受伤。神经受压的症状包括感觉失常，如发麻、有针刺感或肌肉无力，甚至功能障碍，应立即去除或调节支具。

3）压力性损伤：可采取支具内层及骨突部位用棉垫或泡沫敷料进行保护，并保持皮肤清洁、干燥，必要时可去除支具。

（3）患者佩戴保护支具期间神经血管的评估见表 2-10。

表 2-10 佩戴保护支具期间神经血管评估方法

维度	内容
运动	患者能否容易地移动趾（指）端或肢体
颜色	颜色是粉红还是苍白
麻木	患者是否主诉麻木或在感染区域有发麻感
水肿	固定支具周围有无水肿
感觉	患病部位有无触觉
温度	固定支具周围的暴露部位是温暖的还是冰凉的

第二节 特殊实验室检查及注意事项

一、凝血功能

凝血功能是血管外科最重要的检验指标，可用于血栓性疾病和出血性疾病的筛查与确诊，以及抗凝治疗和溶栓治疗的用药指导及预后评估。

1. 凝血功能检验项目 见表 2-11。

表 2-11 凝血功能检验项目的临床意义及正常参考值

检验项目	临床意义	正常参考值
凝血酶原时间（prothrombin time，PT）	测定外源凝血系统较为灵敏和最为常见的筛选指标，国际化标准比值（international normalized ratio，INR）测定凝血酶的灵敏度更高	10.40~12.60 秒，INR：0.86~1.14 秒（凝固法）

续表

检验项目	临床意义	正常参考值
活化部分凝血活酶时间（activated partial thromboplastin time，APTT）	测定内源性凝血功能较为灵敏和最为常用的筛选实验	23.30～32.50秒（凝固法）*
凝血酶时间（thrombin time，TT）	测定从受检血浆中加入"标准化"凝血酶溶液开始，到开始出现纤维蛋白丝所需的时间	14.00～21.00秒（凝固法）
纤维蛋白原（Fbg）	有助于了解凝血功能状态	1.80～3.50g/L（凝固法）
D-二聚体（D-Dimer）	D-二聚体是一种可溶的纤维蛋白降解产物，由纤溶酶裂解交联的纤维蛋白而释放出来。反映体内血浆高凝状态及纤溶系统激活的重要分子标志物。目前临床上，通常用于VTE的诊断、治疗及识别高危患者	0～0.55mg/L < 0.55mg/L（凝固法）

注：* 不同的医院实验室内使用的试剂盒不一样，正常参考值范围略有不同。

2. 血标本采集要求

（1）患者要求：安静状态下采集静脉血。

（2）抽血方法：用含3.2%枸橼酸钠抗凝剂真空采血管采集，采集后立即颠倒混匀。

（3）注意事项：采集过程中应尽量一针见血，防止组织损伤过多和外源性因子进入管内。

（4）运送条件：采集后应立即送检，如不能及时送检，应在4～8℃的冰箱冷藏，低温保存不超过4小时。运送中勿震荡，避免溶血或凝血。

二、内分泌系统相关实验室检查

糖尿病是胰岛素分泌缺陷或胰岛素利用障碍引起的一种以血糖升高为主要特征的内分泌代谢性疾病，可引起多种并发症，其中以糖尿病血管病变最为多见，有效控制血糖可降低糖尿病血管病变发生率或减缓其进程。

糖尿病相关实验室检查项目见表 2-12。

表 2-12　糖尿病相关实验室检测项目的临床意义、参考值及采集要求

项目	临床意义	参考值	采集要求
空腹血糖（fasting blood glucose，FBG）	诊断糖代谢紊乱最常用的指标	$3.9 \sim 6.1$ mmol/L（葡萄糖氧化酶法）	● 患者要求：空腹，在安静状态下采集静脉血 ● 抽血方法：血清。静脉血采集 3～4ml 于干燥管内 ● 注意事项：采集后应立即送检 ● 运送条件：在标本运送中勿震荡，避免过大温度变化
口服葡萄糖耐量试验（oral glucose tolerance test，OGTT）	糖尿病明确诊断的指标 OGTT：诊断症状不典型或血糖升高不明显的可疑糖尿病		● 患者要求：空腹，询问患者有无热量摄入；试验前 3～7 天停服利尿药、避孕药等药物；试验前 1 天是否使用中效、长效胰岛素。抽血结束后嘱患者进食

续表

项目	临床意义	参考值	采集要求
口服葡萄糖耐量试验（oral glucose tolerance test, OGTT）	糖尿病明确诊断的指标OGTT：诊断症状不典型或血糖升高不明显的可疑糖尿病		• 抽血方法：口服第一口糖水时开始计时，分别于1小时、2小时对患者进行静脉采血，测定其血糖、胰岛素及C肽。采集方式为血清或血浆，静脉采血2~3ml于肝素抗凝管或干燥试管 • 注意事项：采集标本后0.5小时内送检 • 运送条件：在标本运送过程中不要剧烈震荡，避免过大的温度变化
糖化血红蛋白（glycosylated hemoglobin, HbA1c）	反映糖尿病患者过去2~3个月的平均血糖浓度，是监测糖尿病患者长期血糖控制情况的"金标准"	4.2%~6.2%	• 患者要求：空腹，在安静状态下采集静脉血 • 抽血方法：全血。静脉血采集2~3ml于EDTA-K2试管 • 注意事项：采集后应立即送检 • 运送条件：在标本运送中勿震荡，避免过大温度变化

三、风湿性疾病相关实验室检查

风湿性疾病简称风湿病，根据发病机制、病理及临床特点，可分为弥漫性结缔组织病、脊柱关节病、退行性病变等。其中弥漫性结缔组织病是风湿病的重要组成部分，以血管和结缔组织的慢性炎症为病理基础，可引起血管损害。风湿性疾病与血管疾病有着非常重要的联系，监测相关指标变化对患者预后有着重要意义。

风湿性疾病相关实验室检查项目见表2-13。

表 2-13 风湿性疾病相关实验室检查项目的临床
意义、参考值及采集要求

项目	临床意义	参考值	采集要求
类风湿因子（rheumatoid factor, RF）	对类风湿关节炎的诊断、分型和疗效观察有重要意义	0～20U/ml	• 患者要求：检查前一晚 20：00 后避免进食和剧烈运动，在安静状态下采血 • 抽血方法：血清，采集患者空腹静脉血3～4ml 置于干燥管 • 注意事项：标本采集后及时送检（1～2小时内送检） • 运送条件：运送时注意运送过程中的生物危险性
抗链球菌溶血素 O（antistreptolysin O, ASO）	阳性表示患者近期内有 A 组乙型溶血性链球菌感染	0～200U/ml	
抗核抗体（antinuclear antibody, ANA）	阳性主要见于系统性红斑狼疮	<1：80（免疫荧光法）	
红细胞沉降率（erythrocyte sedimentation rate, ESR）	简称血沉。主要辅助诊断急性或局限性感染及慢性活动性感染	0～15mm/h（魏氏法）	• 患者要求：在清晨空腹安静状态下采集静脉血 • 抽血方法：全血，采用枸橼酸钠抗凝管，全血静脉血采集到指定刻度，采集后立即颠倒混匀 • 注意事项：采集后应立即送检（送检时间不能超过 3 小时） • 运送条件：在标本运送中勿震荡，避免红细胞被破坏

注：数据来源为北京协和医院检验科。

四、免疫系统相关实验室检查

免疫性疾病是由于免疫调节失去平衡影响机体的免疫应答而引起的疾病。由于自身免疫力出现异常，患者易患自身免疫缺陷性疾病和血管疾病。相关的实验室检查项目见表 2-14。

**表 2-14 免疫系统相关实验室检查项目的临床
意义、参考值及采集要求**

项目	临床意义	参考值	采集要求
免疫球蛋白 A（immunog-lobulin A，IgA）	升高常见于慢性感染、慢性肝病、胶原血管病、淋巴瘤，以及自身免疫性疾病如系统性红斑狼疮、类风湿关节炎等	0.70～4.00g/L	• 患者准备：采集血样时宜禁食 12 小时，避免高脂类食物，采血前静坐休息 15 分钟 • 抽血方法：血清，未加抗凝剂的干燥管采集 3～4ml • 注意事项：标本采集后需及时送检 • 运送条件：如远距离送检应及时分离上清液，冰壶冷藏送检
免疫球蛋白 G（immunog-lobulin G，IgG）	是体内最主要的抗体，具有抗病毒、中和病毒、抗菌及免疫调节的功能。IgG 也是唯一能够通过胎盘的抗体，在新生儿抗感染中起重要作用	7.00～17.00g/L	
补体 C3（C3）	是一种由肝脏合成的 β_2 球蛋白。C3 在补体系统各成分中含量最多，是经典途径和旁路途径的关键物质，也是一种急性时相反应蛋白	0.730～1.460g/L（免疫散射比浊法）	
补体 C4（C4）	是一种多功能 β_1 球蛋白。在补体活化、促进吞噬、防止免疫复合物沉积和中和病毒等方面发挥作用，增高常见于各种传染病、急性炎症	0.100～0.400g/L（免疫散射比浊法）	

注：数据来源为北京协和医院检验科。

五、感染标志物

血管外科疾病中，血栓性疾病的形成与炎症密切相关，炎症因子的水平变化直接关系到病情的发展变化，所以学会观察感染指标也是血管外科工作的重要内容之一。

1. 血管外科常用感染相关实验室检查项目　见表 2-15 和表 2-16。

表 2-15　感染相关实验室检查项目的临床意义、参考值及采集要求

项目	临床意义	参考值	采集要求
C 反应蛋白（C-reactive protein，CRP）	指示细菌感染的一项灵敏而客观的指标	0～5mg/L（浊度法）	● 患者要求：安静状态下采集静脉血 ● 抽血方法：全血，采用 EDTA-K2 抗凝全血管采集 2～3ml，采集后立即颠倒充分混匀 ● 注意事项：采集后应立即送检 ● 运送条件：在标本运送中勿震荡，避免溶血以及凝血
降钙素原（procalcitonin，PCT）	一种蛋白质，作为一个急性参数来鉴别诊断细菌性和非细菌性感染与炎症，自身免疫、变态反应和病毒感染时 PCT 不会升高	＜0.094ng/ml（免疫发光测定法）	
血培养	诊断血流感染的重要手段，可明确感染的病原体，为临床提供重要的病原学诊断依据		● 患者要求：采集时间为患者出现寒战或发热初期，抗生素使用前采集静脉血

续表

项目	临床意义	参考值	采集要求
血培养	诊断血流感染的重要手段，可明确感染的病原体，为临床提供重要的病原学诊断依据		• 抽血方法：①护士操作前后洗手，抽血时佩戴清洁手套；②宜选用2%葡萄糖酸氯己定乙醇溶液（年龄小于2个月的婴儿慎用）、有效碘浓度不低于0.5%的碘伏或2%碘酊溶液和75%酒精消毒，消毒范围≥5cm；③采集血培养标本；④采血通路必须使用外周静脉，不从留置导管内抽取，采血量成人为8~10毫升/瓶；⑤采集前要严格按照皮肤消毒步骤消毒，减少皮肤微生物污染 • 运送条件：血培养瓶抽血前后均不可放冰箱，2小时内应送检

表 2-16　血常规的临床意义及参考值

项目	临床意义	参考值
红细胞计数（red blood cell，RBC）	• 升高：见于血液浓缩，如烧伤、休克、呕吐等。还见于促红细胞生成素增多所致的继发性红细胞增多，如肺源性心脏病等 • 降低：见于各类贫血、失血	$(3.50 \sim 5.00) \times 10^{12}/L$
血红蛋白（hemoglobin，Hb、HGB）	• 临床意义与红细胞计数基本相同	$110 \sim 150g/L$

续表

项目	临床意义	参考值
血细胞比容（hematocrit, HCT）	● 常用于了解脱水患者的血液浓缩程度，作为计算补液量的参考 升高：见于脱水浓缩，如大面积烧伤、严重呕吐腹泻、尿崩症等 ● 降低：见于各种贫血、水中毒、妊娠等	35.0% ～ 50.0%
平均红细胞体积（mean corpuscular volume, MCV）	● MCV、平均红细胞血红蛋白含量（mean corpuscular hemoglobin, MCH）、平均红细胞血红蛋白浓度（mean corpuscular hemoglobin concentration, MCHC）是诊断贫血的三项筛选指标	82.0 ～ 97.0fl
血小板计数（platelet, PLT）	● 升高：一般见于慢性粒细胞白血病、原发性血小板增多症、急性化脓性感染、急性出血、溶血、肿瘤等 减少：见于血小板生成障碍，血小板破坏或消耗增多（免疫性血小板减少、系统性红斑狼疮），血小板分布异常等	(100 ～ 350) × 10^9/L
白细胞分类计数（white blood cell, WBC、DC）	● 增多：见于妊娠后期及分娩、运动后可暂时升高。见于急性感染、急性大出血、急性中毒、白血病、肿瘤及一些恶性实体瘤 ● 减少：见于感染、血液系统疾病、自身免疫性疾病等	中性粒细胞正常值：(3.50 ～ 9.50) × 10^9/L

注：不同医院试剂盒不同参考范围不同。

2. 血常规采集要求

（1）患者要求：采集前禁止暴饮暴食，安静状态下采血，尽量减少患者各种体内外因素对检测的干扰。

（2）抽血方法：全血，采用 EDTA-K2 抗凝全血管采集 2 ～ 3ml，采集后立即颠倒混匀。

（3）注意事项：采集后应立即送检。如不能及时送检分析，应在室温或低温 2 ～ 6℃，一般室温下保存不超过 4 小时，冷藏不超过 24 小时。

（4）运送条件：在标本运送中勿震荡，防止红细胞破坏致检测结果假性降低。

六、血标本采集护理操作步骤及注意事项

正确的实验室检查结果对疾病的诊断、治疗和预后具有重要的意义，而正确的实验室检查结果与采集的标本是否符合要求密切相关。因此，护士必须了解各种实验室检查的目的，掌握正确采集标本的方法，采集过程中严格执行查对制度、遵守无菌技术操作原则及标准预防措施，以保证实验室检查结果的准确性。

1. 血标本采集护理操作步骤　见图 2-10。

2. 血标本采集注意事项

（1）核对患者（使用两种以上方式核对患者信息，避免只用床号或者姓名核对），评估患者病情、年龄、意识状态、合作态度，评估患者穿刺部位血管、皮肤、肢体活动情况，在患者安静状态下采集血标本（如有特殊要求，则按照要求采集血标本）。

（2）为患者采集血标本时，若无体位要求，尽量取卧位采集，避免患者因晕血、晕针而发生跌倒，保证患者安全。

（3）严禁于正在输血或输液的肢体或针头、输液或输血穿刺点上方血管内采集标本，应在对侧肢体采血。

（4）如需同时采集多个项目标本，采集顺序为血培养→不含添加剂的采血管→凝血标本管（枸橼酸钠抗凝管）→含抗凝剂标本管（EDTA-K2 抗凝全血管）→含促凝剂标本管（干燥管）（图 2-11）。

1）推荐采用直针采血方式，顺序如下：①血培养瓶，②凝血项目管（蓝帽），③血沉管（黑帽），④血清管（先黄

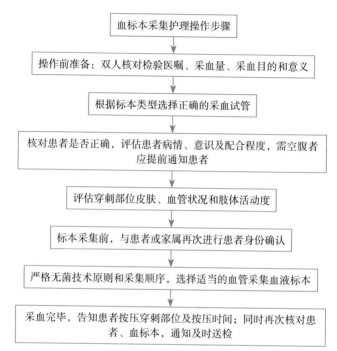

▷ 图 2-10　血标本采集护理操作流程图

帽后红帽），⑤肝素血浆管（绿帽），⑥ EDTA 管（紫帽），⑦血糖管（灰帽）。注：采用注射器采集血培养时，先注入厌氧瓶，后注入需氧瓶。

2）特殊情况采用蝶翼方式采血，且无血培养管时，顺序如下：①白帽管（弃置管，或生化特殊检测项目，如血清碘），②凝血项目管（蓝帽），③血沉管（黑帽），④血清管（先黄帽后红帽），⑤肝素血浆管（绿帽），⑥ EDTA 管（紫帽），⑦血糖管（灰帽）。

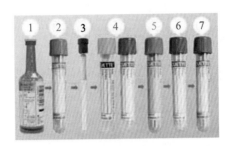

▶ 图 2-11　北京协和医院检验科推荐采血顺序

注：①采用蝶翼方式采集血培养时，先注入需氧瓶，后注入厌氧瓶。②如采用 EDTA 抗凝管采集分子生物学相关检测项目时，应在肝素抗凝管采集之前，或之间间隔另一管 EDTA 抗凝管。③在实际工作中，如患者静脉条件较差，有可能采血量不足，血培养优先保证需氧瓶血量满足 8～10ml，其他管应首先考虑凝血（蓝帽）和血沉（黑帽）检测管，因为这两种标本对血量要求严格，且两者抗凝剂均为枸橼酸钠。

（5）血标本采集时尽可能缩短扎止血带时间。

（6）标本采集后尽快送检，送检过程中避免过度震荡。

第三节　血管外科相关影像学检查

一、血管外科常见影像学检查

（一）数字减影血管造影

数字减影血管造影（digital subtraction angiography，DSA）作为诊断血管疾病的"金标准"，在病情评估和治疗方案选择中起到至关重要的作用。由于 DSA 是有创检查、费用较高，且其操作复杂，对检查者技术要求较高，不适合应用于初诊和随访。

（二）彩色多普勒超声

简称彩超，其无创、简便，能够实时显示血流变化，对于诊断如下肢静脉血栓形成、动脉瘤、动脉狭窄、动 – 静脉瘘等全身血管疾病有重要临床价值。

（三）CT 血管成像

CT 血管成像（computed tomography angiography，CTA）是指经静脉注射造影剂后，在循环系统及靶血管内造影剂浓度达到高峰的时间内，进行 CT 扫描，经计算机最终重建成为靶血管数字化的立体影像。CTA 成像直观，类似于血管造影，且具有创伤小、灵敏度及特异度高的优势，在血管外科应用日益广泛，如主动脉夹层、急性下肢动脉缺血、内脏动脉疾病等。

（四）下肢 CT 静脉成像和 CT 肺动脉造影

下肢 CT 静脉成像（computed tomographic venography，CTV）和 CT 肺动脉造影（computed tomographic pulmonary angiography，CTPA）无创、准确性较高，可以同时观察下腔静脉及髂静脉周围有无肿块压迫等血栓形成的因素。同时，行 CTPA 时可检查 DVT 是否引起肺栓塞。

（五）磁共振血管成像

磁共振血管成像（magnetic resonance angiography，MRA）是利用磁共振成像技术中流动血液与静止的血管壁及周围组织的磁信号差异而显示血管的一种技术。目前，临床多应用于主动脉夹层、动脉瘤的诊断，并可以整体观察确定病变范围。

二、血管外科常见影像学检查注意事项

血管外科常见影像学检查注意事项见表 2-17。

表 2-17 常见影像学检查注意事项

检查项目	注意事项
彩色多普勒超声	● 颈部及四肢动脉检查前一般无需特殊准备，衣着宽松、舒适、易穿脱即可 ● 主髂动脉超声检查前需禁食 12 小时，避免肠腔气体干扰检查结果
CT 血管成像（CTA）	● 检查前 4~6 小时禁食，可少量饮水，有造影剂肾病高危因素者，建议检查前进行水化 ● 服用二甲双胍者，建议停用 48 小时后进行检查 ● 1 周内不做钡剂造影检查；询问女性患者的妊娠情况，必要时更换检查方式 ● 检查后充分水化；当天饮水量 ≥ 2000ml；在患者不能多饮水的情况下，应用静脉补液水化并准确记录尿量
磁共振血管成像（MRA）	● 增强磁共振检查前均需禁食 4~6 小时，可饮水 ● 腹部检查需空腹，可饮水 ● 曾接受心脏起搏器、人工电子耳、心室辅助装置植入术者，禁止接受磁共振检查 ● 检查前需去除所有体外金属物品及电子物品，若陪同人员需进入检查室，同样需要去除所有体外金属物品及电子物品 ● 妊娠 12 周内应避免此项检查

三、血管工作站

血管工作站是一种用于对微血管血流进行非侵入性评估的血管监测系统，用于各种生理研究和临床进行微血管评价。主要包括以下几项检查。

（一）床旁超声

近几年来，床旁超声由于检查速度快、操作简单，在临床各种急危重症的诊断和鉴别诊断中发挥重要作用，尤其是在患者病情较重、严禁下地活动或不宜外出检查时。

（二）踝肱指数

踝肱指数（ankle brachial index，ABI）是踝部动脉收缩压和肱动脉收缩压（较高一侧肢体）的比值。

1. ABI是常用的周围血管疾病非侵入性评估方法，具有无痛苦、无创伤、费用低、可反复进行，以及患者接受度高的特点。

2. ABI被认为是客观诊断下肢缺血性疾病严重程度的一个有效和可靠的方法（表2-18）。

3. 严重过敏体质者、严重的传染性疾病伴肢体溃烂者，以及皮肤严重感染、糜烂者禁忌。

4. 某些患者合并上肢动脉病变，肱动脉收缩压可能降低，也可导致踝肱指数升高或假性正常。

表2-18　ABI分级及临床意义

ABI分级	临床意义
1.00 ~ 1.29	正常
0.91 ~ 0.99	临界（可疑）
0.41 ~ 0.90	轻度或中度周围动脉疾病
0 ~ 0.40	重度周围动脉疾病

（三）经皮氧分压

经皮氧分压（transcutaneous partial pressure of oxygen，$TcPO_2$）是局部非侵入性检测方法，可以通过与测定位点相连的电极了解从毛细血管透过表皮弥散出来的氧气含量，进而精确评估组织的缺血程度并指导肢体缺血的治疗。

1. $TcPO_2$ 绝对值 < 30mmHg 见于全身性疾病致供氧不足（如心、肺疾病）和局部的血流减少（如动脉粥样硬化致血管狭窄）。

2. $TcPO_2$ 测定结果受环境温度、测定部位皮肤厚度、水肿、炎症因素等影响，临床上未广泛开展。

（四）血管检查数据库

所有应用血管工作站进行的检查，其结果都会自动记录在相应的数据库，相关人员权限开通后可随时查看其检查结果，方便医护人员做数据统计及对比。血管工作站是以专病数据库为核心、临床中有多种用途的智能化应用。

第四节　血管外科常用药物不良反应与注意事项

一、抗凝药物

抗凝药的作用主要是阻止血栓蔓延，但对已形成的血栓无法发挥有效的作用。目前代表性的抗凝药物包括肝素、低分子量肝素、华法林、新型口服抗凝药物如利伐沙班等。

（一）肝素类药物

肝素类药物的用药须知见表 2-19。

表 2-19 肝素类药物用药须知

	普通肝素	低分子量肝素
作用特点	● 起效快，半衰期较短，有发生 HIT 的风险 ● 肝素需要在实验室监测下使用 ● 如口服，消化道内不能吸收 ● 皮下注射 5000U/12h，生物利用度仅 20%～30%，剂量增加，生物利用度亦随之增加	● 生物利用度高，半衰期长 ● 出血及血小板减少并发症少 ● 常规无需实验室监测
用药方法	● 静脉推注或泵入，可立即发挥抗凝作用，作用可持续 4～6 小时	● 皮下注射吸收好，2～3 小时后即可达血浆峰浓度
临床应用	● 血栓栓塞性疾病：防止血栓形成与扩大，适用于急性动、静脉血栓形成 ● 弥散性血管内凝血（disseminated intravascular coagulation，DIC）：早期静脉注射肝素可防止纤维蛋白原及其他凝血因子耗竭而发生继发性出血 ● 其他体外抗凝治疗：用于输血、体外循环和血液透析等	● 血液透析时预防血凝块形成 ● 预防和治疗深静脉血栓形成
不良反应	● 用药过多可致自发性出血：立即停用肝素，缓慢静脉注射 1% 鱼精蛋白，每 1mg 鱼精蛋白可中和 100U 肝素 ● 部分患者应用肝素 2～14 天期间出现血小板计数减少，与肝素引起血小板聚集作用有关，即肝素诱导的血小板减少症（HIT） ● 妊娠女性可引起早产及胎儿死亡 ● 连续应用肝素 3～6 个月可引起骨质疏松，发生自发性骨折 ● 皮疹、药热等变态反应	● 出血：一旦发生大出血立即停药，可用鱼精蛋白拮抗 ● 可逆性血小板减少症，一般较少发生

（二）其他抗凝药物

其他抗凝药物的用药须知见表 2-20。

表 2-20　其他抗凝药物用药须知

	华法林	达比加群酯	利伐沙班
作用特点	● 最常用的维生素 K 拮抗药 ● 药物剂量难掌握 ● 疗效易受食物与其他药物影响 ● 需频繁监测凝血功能 ● 与其他抗凝药物重叠使用，半衰期长	● 人工合成、吸收迅速、药物前体 ● 通过直接抑制凝血酶而发挥抗凝血效应	● 抑制因子 Xa，对血小板聚集无干预 ● 起效快，2~3 小时达峰浓度 ● 不受年龄、性别或体重影响
用药方法	● 口服有效 ● 作用时间长，且起效慢，需 36~48 小时起效	● 口服：胃肠道内迅速吸收，0.5~2.0 小时达峰浓度 ● 主要通过肾排出体外：80% 及以上的药物以原形通过尿液排泄	● 适应证不同，用药剂量不同 ● 15mg、20mg 剂量与餐同服 ● 10mg 剂量不受进食影响 ● 半衰期与年龄相关：年轻人为 5~9 小时；老年人为 11~13 小时
临床应用	● 防止血栓形成与发展 ● 心肌梗死辅助用药 ● 风湿性心瓣病、髋关节固定术、人工心脏瓣膜置换术等手术后防止静脉血栓形成 ● 深静脉血栓形成的预防和治疗、急性心肌梗死和心房颤动的抗凝治疗	● 预防及减少非瓣膜性纤维性颤动 ● DVT 和 PE 的治疗与预防	● 非瓣膜性心房颤动成年患者动、静脉血栓栓塞治疗及预防等 ● 全髋（膝）关节置换术后预防静脉栓塞

续表

	华法林	达比加群酯	利伐沙班
不良反应	● 出血。处理：维生素 K 可 24 小时内逆转出血，重者输入新鲜冰冻血浆 ● 血管性紫癜，皮肤坏死 ● 脱发 ● 致畸	● 出血 ● 消化系统不良反应 ● 诱发心肌梗死	● 出血 ● 恶心 ● 肾功能不全者慎用

注：DVT，深静脉血栓形成（deep venous thrombosis，）；PE，肺栓塞（pulmonary embolism）。

（三）肝素诱导的血小板减少症

肝素诱导的血小板减少症（heparin induced thrombocytopenia，HIT）是在应用肝素类药物过程中出现的、由抗体介导的肝素不良反应。

1. 临床表现

（1）一般发生在应用肝素类药物 5 ~ 14 天后或肝素治疗过程中。临床上以血小板计数降低为主要表现，可导致静、动脉血栓形成，严重者甚至导致死亡。

（2）监测血小板计数：临床上采用 4T's 评分法（表 2-21），当血小板数量降至基线值的 50% 或更低时，结合血栓症状和 HIT 抗体监测综合判断（表 2-22）。

表 2-21 4T's 评分

评估要素	2 分	1 分	0 分
血小板计数减少程度	血小板计数减少 > 基线值 50% 或绝对值下降 ≥ 20×10^9/L	血小板计数减少基线值 30% ~ 50% 或绝对值下降（10 ~ 19）× 10^9/L	血小板计数减少 < 基线值 30% 或绝对值下降 < 10×10^9/L

续表

评估要素	2分	1分	0分
减少时机	明确发生在用药5~14天或≤1天（肝素暴露30天内）	可能在用药5~14天或发生在14天后，或≤1天（肝素暴露30~100天）	使用肝素≤1天，但既往无肝素暴露
血栓形成	确诊新血栓形成；肝素注射部位皮肤坏死，肝素注射后变态反应	进展或反复的血栓；非坏死性皮损（红肿）；可疑血栓	无
其他导致血小板计数减少的原因	无	可能有	确定有

注：各分值相加的总分范围为0~8分，HIT的概率见表2-22。

表2-22　4T's评分解读

分值	概率
0~3分	低概率（HIT风险＜1%）
4~5分	中等概率（HIT风险约为10%）
6~8分	高概率（HIT风险约为50%）

（3）对于使用肝素治疗的患者，用药前都应常规检查全血细胞计数，治疗过程中应严密监测血小板数量变化和血小板下降时间。

（4）完善HIT抗体筛查，及时确诊HIT，立即停止肝素类药物，并更换为非肝素类抗凝药物（常用阿加曲班）替代治疗。

（5）HIT可分为三种类型见表2-23。

表 2-23 HIT 分型

HIT 分型	临床表现
经典型 HIT（60%）	使用肝素 5～10 天后，血小板计数明显降低
速发型 HIT（30%）	使用肝素 24 小时内，血小板计数迅速降低
迟发型 HIT（10%）	停用肝素后 3 周内，血小板计数明显降低

2. HIT 患者的护理

（1）做好血栓动态风险评估：入院时，对存在高风险的患者应给予血栓风险评估，并检测患者血小板、凝血及纤维蛋白原等重要血液指标；还应仔细测量腿围，做好记录，关注肢体变化；认真倾听患者的主诉；发现异常及时行血管超声检查。

（2）出血的护理：HIT 一般不会导致自发性出血风险。虽然已监测到血小板计数下降，但为避免血栓发生，临床不建议预防性输入血小板。术后护理仍需关注以下情况。

1）患者治疗过程中出现 HIT，外周静脉输液后应禁止使用肝素盐水封管。

2）皮肤黏膜出血：床旁重点交接班，仔细观察全身散在出血点及瘀斑分散部位、数量、大小和颜色变化，用笔标记出最大面积出血点的范围，每班巡视、观察出血点的变化，如有加重，立即报告医生。术后根据患者血小板计数变化观察病情，定时抽血复查，穿刺后延长穿刺点压迫止血时间，禁止揉按穿刺点，避免皮肤损伤、出血或感染。

3）溶栓导管周围出血：密切观察溶栓导管及鞘管周围切口敷料，有无出血、渗血情况。

（3）凝血的护理：出现 HIT 后，警惕和预防新发血栓。

1）HIT 患者在停用肝素后若不更换其他有效的抗凝药物，血栓形成风险高达 37%～76%，其中静脉血栓形成的发生率约为动脉血栓形成的 4 倍，表现为深静脉血栓形成、肺栓塞、肾上腺出血坏死、大脑静脉栓塞、静脉性肢端缺血性坏疽及静脉导管处血栓形成等。

2）溶栓导管护理时，应确保溶栓导管泵入通畅，持续注射泵无堵塞报警，导管内无血栓。

3）HIT 较少见的合并症还包括华法林相关性静脉性肢端缺血性坏疽、双侧肾上腺出血性坏死及弥散性血管内凝血（DIC）。应及时观察患者肢端的皮肤温度、颜色，同时高度关注患者主诉，有无腰肋部及肢端疼痛不适情况。

二、抗血小板聚集药物

常用的抗血小板聚集药物包括阿司匹林、氯吡格雷、替格瑞洛等。

（一）影响花生四烯酸代谢药物

影响花生四烯酸代谢药物的用药须知见表 2-24。

表 2-24　影响花生四烯酸代谢药物用药须知

	环氧合酶抑制药 （阿司匹林）	血栓素 A_2 合成酶抑制药 （奥扎格雷、达唑氧苯）
作用机制	• 可使血小板的环氧合酶乙酰化，减少血栓素 A_2（thromboxane A_2，TXA_2）的生成，对 TXA_2 诱导的血小板聚集产生不可逆的抑制作用 • 对腺苷二磷酸（adenosine diphosphate，ADP）或肾上腺素诱导的 II 相聚集也有阻抑作用 • 可以抑制低浓度胶原、凝血酶、抗体 - 抗原复合物、某些病毒和细菌所致的血小板聚集和释放反应及自发性聚集，从而抑制血栓形成	• 可选择性地抑制 TXA_2 合成酶，减少 TXA_2 的生成，进而抑制血小板的聚集

续表

	环氧合酶抑制药 （阿司匹林）	血栓素 A_2 合成酶抑制药 （奥扎格雷、达唑氧苯）
禁忌证	● 出血性疾病 ● 妊娠期及哺乳期女性 ● 活动性消化性溃疡 ● 严重变态反应等	● 出血性脑梗死 ● 合并血液系统疾病 ● 严重高血压 ● 严重心、肺、肝、肾功能不全等

（二）P2Y12 受体阻滞药

P2Y12 受体阻滞药按化学结构分为噻吩吡啶类和非噻吩吡啶类（表 2-25）。

表 2-25　P2Y12 受体阻滞药用药须知

	代表药物	临床应用
噻吩吡啶类药物	第一代噻吩吡啶类药物：噻氯吡啶	● 用于血栓形成的预防 ● 特点：口服易吸收，服用后 1～2 天起效 ● 因存在明显的骨髓抑制等不良反应，现已基本被氯吡格雷取代
	第二代噻吩吡啶类药物：氯吡格雷	● 为前体药物 ● 特点：在替格瑞洛无法获得或有禁忌证时可选用氯吡格雷［600mg 负荷剂量（年龄＞75 岁负荷量 300mg），75mg，1 次/天］ ● 禁忌证：出血性疾病、活动性出血、严重肝损害等
	第三代噻吩吡啶类药物：普拉格雷	● 前体药物 ● 尚未在中国上市
非噻吩吡啶类药物	坎格雷洛	● 用于急性冠脉综合征的治疗 ● 静脉注射用于速效抗血栓治疗

续表

	代表药物	临床应用
非噻吩吡啶类药物	替格瑞洛	• 是首个可供口服的可逆性P2Y12受体阻断药，可有效降低心肌梗死和心血管死亡的发生，在降低手术相关的心肌梗死和支架植入术后血栓形成的同时，不会增加致命性出血事件 • 替格瑞洛主要经CYP3A4代谢消除，临床上需避免与CYP3A4诱导药或抑制药、CYP3A4底物和西柚汁联用，以免影响替格瑞洛的疗效 • 禁忌证：有变态反应者、活动性病理性出血者、有颅内出血病史者、重度肝损害者等

（三）血小板糖蛋白Ⅱb/Ⅲa受体阻滞药

目前临床上可分为三类：单克隆抗体阻断药如阿昔单抗；非肽类阻断药如替罗非班、拉米非班；合成肽类阻断药如依替巴肽等（表2-26）。

表2-26 血小板糖蛋白Ⅱb/Ⅲa受体阻断药用药须知

	作用	禁忌证
阿昔单抗	• 血小板糖蛋白Ⅱb/Ⅲa受体高亲和单克隆单体	• 7天内口服过抗凝药物者禁用，除非凝血酶原时间≤1.2倍正常值 • 有出血倾向者 • 2年内有过脑血管意外或遗留有显著神经功能障碍者 • 禁止在PCI治疗前或治疗中静脉输注右旋糖酐

续表

	作用	禁忌证
阿昔单抗	• 可改善微循环和降低心血管事件的发生率，是行经皮冠状动脉介入治疗（percutaneous coronary intervention, PCI）的急性冠脉综合征（acute coronary syndrome, ACS）患者的标准治疗方法之一	• 6周内临床症状显著的胃肠道出血者 • 6周内临床症状显著的泌尿生殖系统出血者 • 对该药任一成分或鼠蛋白过敏者 • 未得到控制的重度高血压患者 • 活动性内脏出血者 • 颅内肿瘤，动-静脉畸形或动脉瘤者 • 6周内有过大型手术或创伤者 • 血细胞减少症（小于100 000个细胞/毫升）者 • 血管炎（无论是疑诊或已确诊）等
替罗非班	• 具有强效抗血小板作用 • 被广泛用于高危PCI或ACS治疗，且疗效确切，但肌酐清除率（creatinine clearance rate, Ccr）< 30 ml/min的患者剂量应减半	• 过敏者 • 活动性内出血者，如有颅内出血史等 • 慎用于已知凝血功能障碍、血小板异常者 • 慎用于近期拟行硬膜外手术或大的外科手术者 • 慎用于壁间动脉瘤、急性心包炎者 • 慎用于出血性视网膜病者 • 慎用于慢性血液透析者等
依替巴肽	• 一种合成的环肽 • 起效快、持续时间短，较阿昔单抗结合的特异性高 • 适用于行PCI的患者	• 活动性出血者 • 严重高血压（> 200/110mmHg），未得到有效控制者 • 近6周内接受过大型外科手术者 • 近30天内有卒中病史 • 目前正在服用或即将服用其他羟嗪类血小板糖蛋白Ⅱb/Ⅲa受体阻滞药者 • 肾透析依赖者等

（四）磷酸二酯酶抑制药

磷酸二酯酶抑制药用药须知见表 2-27。

表 2-27　磷酸二酯酶抑制药用药须知

药名	用药须知
双嘧达莫	能抑制血小板的聚集和扩张血管
艾诺思（aggrenox）	阿司匹林和双嘧达莫的复方制剂，是预防脑卒中或短暂性脑缺血的一线用药
西洛他唑	抑制血小板聚集；还可抗炎及抗平滑肌细胞增殖

（五）抗血小板药物抵抗

抗血小板药物抵抗是抗血小板治疗不达标的重要原因之一，严重影响心脑血管疾病患者的远期预后和不良事件的发生率。抗血小板药物抵抗常见阿司匹林抵抗（aspirin resistance，AR）与氯吡格雷抵抗（clopidogrel resistance，CR）（表 2-28）。

表 2-28　抗血小板药物抵抗

药物抵抗分型	影响因素	应对措施
阿司匹林抵抗（AR）	• 阿司匹林抵抗：存在心脑血管缺血性和血栓性事件发生 • 生化阿司匹林抵抗：血小板活性不能被充分抑制	• 用药依从性差 • 药物剂量 • 临床影响因素：老年、吸烟、肥胖、糖耐量异常、胰岛素抵抗、肝肾功能异常等 • 药物相互作用的影响：他汀类、非甾体抗炎药、质子泵抑制药等	• 做好临床用药宣教 • 增加服药剂量 • 控制危险因素 • 制订抗血小板药物治疗的个体化方案

续表

药物抵抗分型	影响因素	应对措施
氯吡格雷抵抗（CR）	• 是介入治疗后患者再狭窄发生的独立危险因素 • 与患者的不良临床预后和再缺血事件相关	• 血小板代谢、外周血小板数量 • 基因多态性：环氧合酶-1、环氧合酶-2、血小板糖蛋白Ⅲa、血小板糖蛋白Ⅰa、CYP2C19基因的多态性与药物抵抗具有相关性	• 建立抗血小板疗效评估体系：血栓弹力图（thromboelastography, TEG）可作为该体系的重要指标 • 联合用药：2种或3种抗血小板药物同时应用（注意出血风险）

三、溶栓药物

（一）概述

溶栓药即纤维蛋白溶解药，其作用机制是通过激活纤溶酶促进纤维蛋白溶解。主要用于治疗急性血栓栓塞性疾病。常用的溶栓药主要以尿激酶（urokinase，UK）、组织型纤溶酶原激活物（tissue-type plasminogen activator，t-PA）及新型溶栓药物（奈替普酶、瑞替普酶）为代表。

（二）分类及不良反应

常用溶栓药物分类及其不良反应见表2-29。

表 2-29 溶栓药物分类及其不良反应

溶栓药物		不良反应
第一代	链激酶 (strepokinase, SK)	● 出血：表现为穿刺部位出血、皮肤瘀斑及胃肠道、泌尿道或呼吸道、脑出血等，大出血可用 6- 氨基己酸或氨甲苯酸对抗 ● 急性心肌梗死溶栓治疗可出现再灌注心律失常 ● 静脉滴注可发生低血压、血压下降，缓慢滴注可缓解 ● 其他：可出现发热、寒战、恶心、呕吐、肩背痛、过敏性皮疹，偶可引起溶血性贫血，黄疸及谷丙转氨酶升高，罕见变应性休克等
	尿激酶（UK）	● 主要不良反应为出血，可用抗纤维蛋白溶酶药拮抗 ● 用于冠脉再通溶栓时常伴随血管再通后出现房性或室性心律失常 ● 其他：头痛、恶心、呕吐、食欲缺乏等
第二代	重组组织型纤溶酶原激活物（rt-PA）、阿替普酶（alteplase）、阿尼普酶（AP-SAC）	不良反应少，出血较为常见，血管损伤处血肿、注射部位出血、治疗急性脑梗死时颅内出血等
	尿激酶原（pro-UK）	● 出血：表现为穿刺部位出血、皮肤瘀斑及胃肠道、泌尿道或呼吸道、脑出血等 ● 偶见心律失常
第三代	瑞替普酶（reteplase）兰替普酶（lanoteplase）替尼普酶（tenecteplase）	● 出血：表现为穿刺部位出血、皮肤瘀斑及胃肠道、泌尿道或呼吸道、脑出血等 ● 变态反应：主要表现为呼吸困难及低血压 ● 心肌梗死患者使用后出现心源性休克、心律失常、肺水肿、心力衰竭、心脏穿孔等表现 ● 其他：恶心、呕吐、发热等

四、降血压药物

一线降压药主要有利尿药、β受体阻断药、血管紧张素转换酶抑制药（angiotensin converting enzyme inhibitor, ACEI）、血管紧张素Ⅱ受体阻断药（angiotensin Ⅱ receptor blocker, ARB）、钙通道阻断药（calcium channel blocker, CCB）等五大类（表2-30）。

表2-30　常见降压药

药物分类	药物名称（代表药）	用量	注意事项及特殊观察
利尿药	噻嗪类（氢氯噻嗪）	6.25～25.00mg；1次/天	• 小剂量使用利尿药较为安全 • 当剂量过大时易引起不良反应，主要表现为头痛、头晕、腹泻、电解质紊乱和高尿酸血症等 • 患者在服药过程中需要观察是否出现乏力等低钾表现，定时检测血糖、血脂、血电解质等变化
	袢利尿药（呋塞米）	20～80mg；1～2次/天	
	贮钾利尿药（氨苯蝶啶）	25～100mg；1～2次/天	
	醛固酮拮抗药（螺内酯）	20～60mg；1～3次/天	
β受体阻断药	普萘洛尔	20～90mg；2～3次/天	• 慎用或禁用于慢性阻塞性肺疾病、缓慢型心律失常、糖脂异常等患者 • 患者在服药过程中仍需要观察乏力、四肢发冷、心率情况，并定时检测糖脂变化
血管紧张素转换酶抑制药	卡托普利	25～300mg；2～3次/天	• 高血钾、双侧肾动脉狭窄者禁用 • 注意观察咳嗽、血管神经性水肿、高血钾等不良反应

续表

药物分类	药物名称（代表药）	用量	注意事项及特殊观察
血管紧张素Ⅱ受体阻断药	氯沙坦	25~100mg；1次/天	● 对进行血液透析的患者，初始剂量可考虑使用低剂量（75mg）
	厄贝沙坦	150~300mg；1次/天	● 血容量和/或血钠降低的患者，在使用本品前应纠正
钙通道阻断药	二氢吡啶类（硝苯地平）	10~30mg；2~3次/天	● 老年人应注意降压太快引起的乏力、心悸、直立性低血压等 ● 需注意血管扩张引起的面红、心悸、下肢水肿等暂时性反应，继续用药后症状可减轻或消失

五、胰岛素制剂

适用于胰岛素依赖型糖尿病（1型糖尿病）、非胰岛素依赖型糖尿病（2型糖尿病）经饮食疗法和口服降糖药未能获得良好效果的患者。临床上胰岛素可分为超短效（速效）胰岛素、短效胰岛素、中效胰岛素、长效胰岛素和预混胰岛素（表2-31）。

使用胰岛素的注意事项如下。

1. 性状为混悬液的胰岛素，注射前必须摇晃混匀。混匀方法：室温下，胰岛素笔芯放在手掌之间水平滚动10次，上下颠倒10次。如果室温超过30℃，正在使用的胰岛素应储存在冰箱中，注射前应使其复温，如可在手掌之间滚动使其复温。

表 2-31　胰岛素制剂

种类	商品名	胰岛素笔	胰岛素针头	主要成分	起效时间	最大作用时间	持续作用时间	注射时间
速效胰岛素类似物	艾倍德（特充）	来得时笔/一次性预填充笔	东宝针头	谷赖胰岛素	10~20分钟	1~3小时	3~5小时	可餐前、中、后立即皮下注射
	诺和锐（特充）	诺和笔/一次性预填充笔	诺和针头	天冬胰岛素	10~20分钟	1~3小时	3~5小时	
	优泌乐	优伴笔	BD针头	赖脯胰岛素	10~20分钟	1~3小时	3~5小时	
	速秀霖	秀霖笔/东宝笔	东宝针头	赖脯胰岛素				
短效胰岛素	RI（动物）	一次性无菌注射器1ml		胰岛素（正规/中性/可溶性）	20~30分钟	2~4小时	6~8小时	餐前30分钟皮下注射，仅限于紧急时静脉注射
	诺和灵R（特充）	诺和笔/一次性预填充笔	诺和针头	生物合成人胰岛素	20~30分钟	2~4小时	6~8小时	
	优泌林R（特充）	优伴笔	BD针头					
	甘舒霖R	东宝笔	东宝针头					
	万苏林R	万邦笔	BD针头					

续表

种类		商品名	胰岛素笔	胰岛素针头	主要成分	起效时间	最大作用时间	持续作用时间	注射时间
双时相胰岛素类似物	预混胰岛素类似物	诺和锐30	诺和笔/一次性预填充笔	诺和针头	30%可溶性天冬胰岛素+70%精蛋白天冬胰岛素	10~20分钟	1~4小时	24小时	可餐前、中、后立即皮下注射
		优泌乐25	优伴笔	BD针头	25%赖脯胰岛素+75%精蛋白赖脯胰岛素	10~20分钟	1~4小时	24小时	
		诺和锐50	诺和笔/一次性预填充笔	诺和针头	50%可溶性天冬胰岛素+50%精蛋白天冬胰岛素	10~20分钟	1~4小时	24小时	
		优泌乐55	优伴笔	BD针头	50%赖脯胰岛素+50%精蛋白赖脯胰岛素	10~20分钟	1~4小时	24小时	

续表

种类	商品名	胰岛素笔	胰岛素针头	主要成分	起效时间	最大作用时间	持续作用时间	注射时间
双时相胰岛素（预混胰岛素）	诺和灵 30R	诺和笔	诺和针头	30%（40%、50%）中性胰岛素+70%（60%、50%）低精蛋白锌胰岛素	20～30分钟	2～8小时	24小时	餐前30分钟皮下注射
	优泌灵 70/30	优伴笔	BD针头					
	甘舒霖 30R	东宝笔	东宝针头					
	万苏林 30R	万邦笔	BD针头					
	甘舒霖 40R	万邦笔	东宝针头					
	诺和灵 50R	诺和笔	诺和针头					
	甘舒霖 50R	东宝笔	东宝针头					

续表

种类	商品名	胰岛素笔	胰岛素针头	主要成分	起效时间	最大作用时间	持续作用时间	注射时间
中效胰岛素	诺和灵N（特充）	诺和笔/一次性预填充笔	诺和针头	低精蛋白锌胰岛素	1.5小时	4~12小时	18~24小时	早餐前0.5~1.0小时皮下注射，若每天用量超过40U，则要分2次注射，早餐前注射当天剂量的2/3，晚餐前注射当天剂量的1/3
	甘舒霖N	东宝笔	东宝针头					
	优泌林N（特充）	优伴笔	BD针头					
	万苏林N	万邦笔	BD针头					
	NPH（动物）	一次性无菌注射器1ml			2~4小时	8~12小时		
长效胰岛素	PZI（动物）	一次性无菌注射器1ml		精蛋白锌胰岛素	3~4小时	12~20小时	24~36小时	早餐前0.5~1.0小时皮下注射
长效胰岛素类似物	来得时（特充）	来得时笔/一次性预填充笔	东宝针头	甘精胰岛素	2~4小时	无	20~24小时	每天1次，固定时间皮下注射
	长秀霖	秀霖笔/东宝笔	东宝针头	重组甘精胰岛素				
	诺和平	诺和笔	诺和针头	地特胰岛素				

2. 胰岛素注射部位包括腹部、大腿外侧、上臂外侧和臀部外上侧。不同注射部位吸收胰岛素的速度不同，其中以腹部最快，然后依次为上臂、大腿外侧和臀部。注意：在腹部注射时，应避免在以脐部为圆心半径1cm的圆形区域内注射。

3. 胰岛素是一种蛋白质激素，同时有促进糖原、脂肪、蛋白质合成的作用。由于含有蛋白质等杂质，注射后产生局部硬结和皮下脂肪增生是常见并发症，应轮换注射部位或使用无针注射。

4. 胰岛素笔用针头应一次性使用，为防止空气或其他污染物进入笔芯和药液渗漏，影响剂量准确性，在完成注射后应立即卸下胰岛素针头，不得将其留在胰岛素笔上。

5. 注射完毕拔出针头前应至少停留10秒，从而确保药物全部注入体内，剂量较大时，停留时间有必要超过10秒。

6. 胰岛素的保存：胰岛素稳定性易受各种因素，如温度、光照情况和振动的影响。在低于0℃的条件下，胰岛素的活性会遭到破坏；一旦温度超过25℃，胰岛素的活性会降低。因此，保存胰岛素时，应避免极端的条件，未开封的胰岛素应储存在2~8℃的环境中，避免冷冻和阳光直射，防止反复震荡。已开封的胰岛素可室温保存，在28天内使用。

六、造影剂

（一）概述

造影剂是指临床检查和治疗中为了增加某一内脏组织或腔道的对比度，更加清晰地显示器官或腔道的形态、轮廓及病变特征，常需要应用的某些特殊物质，常用碘造影。

（二）分类

1. 造影剂分类　通常有三种分类方法。

（1）按照在溶液中是否电离出离子分为离子型和非离子型造影剂。

（2）按照渗透压分为高渗、次高渗和等渗造影剂。

（3）按照化学结构分为单体型和二聚体型造影剂。

2. 常见的造影剂　离子型造影剂目前已很少使用。常用的造影剂以低渗或等渗非离子型造影剂为主，如碘普罗胺、碘海醇、碘帕醇、碘佛醇、碘美普尔、碘比醇为非离子型次高渗单体造影剂；碘克沙醇、碘美醇、碘曲仑为非离子型等渗二聚体造影剂。

（三）造影剂临床应用

1. 临床应用　见表 2-32。

表 2-32　碘造影剂的临床应用

项目	内容
绝对禁忌证	<ul><li>甲状腺功能亢进未治愈患者不能使用碘造影剂</li><li>甲状腺功能亢进正在治疗康复的患者，应咨询内分泌科医生是否可以使用含碘造影剂。如果内分泌科医生确认可以，使用能满足诊断需要的最小剂量，使用后密切观察患者的情况。注射含碘造影剂后 2 个月内应避免甲状腺放射性碘成像检查</li></ul>
相对禁忌证	<ul><li>肺及心脏疾病：肺动脉高压、支气管哮喘、心力衰竭等</li><li>妊娠和哺乳期女性：妊娠期女性可以使用含碘造影剂，妊娠期间母亲使用造影剂，胎儿出生后应注意其甲状腺功能；碘造影剂极少分泌到乳汁中，使用造影剂不影响哺乳</li><li>骨髓瘤和副球蛋白血症：患者使用碘造影剂后容易发生肾功能不全</li></ul>

续表

项目	内容
相对禁忌证	● 高胱氨酸尿：碘造影剂可引发高胱氨酸尿患者血栓形成和栓塞 ● 肾功能不全者
过敏试验	● 询问有无过敏史，一般无需行碘过敏试验，除非产品说明书注明特别要求
解释工作	● 使用前：①应向患者或其监护人告知造影剂使用的适应证、禁忌证、可能发生的不良反应和注意事项；②询问是否停用二甲双胍、肾毒性药物等至少24小时，甚至更长时间；③签署《碘造影剂使用知情同意书》
药物应用	● 碘造影剂使用前建议加温至37℃ ● 尽量选择粗、直、弹性好且活动度较小、易于固定的血管穿刺，如头静脉、肘正中静脉、贵要静脉等。选择18G或20G留置针置管，应用高压注射器注射
不良反应	● 造影后急性肾损伤 ● 碘造影剂外渗 ● 全身不良反应：①急性不良反应；②迟发性不良反应；③晚迟发性不良反应

2. 造影后急性肾损伤（post-contrast acute kidney injury, PC-AKI） 在血管内给予碘造影剂48~72小时，血清肌酐（serum creatinine，SCr）增加 > 26.5μmol/L（0.3mg/dl）或达到基线水平的1.5倍以上。

其发生率异质性较大，与患者基础疾病状态、研究因素、介入因素及是否采取预防措施等因素有关，发生率为1.3%~37.7%。目前针对PC-AKI缺乏有效的治疗方法，临床医护人员可采取切实可行的防范措施，以降低其发生率。

（1）造影前全面评估患者情况：评估患者是否存在肾

功能不全、糖尿病、循环系统疾病（如低血压、冠心病）等影响肾血流动力学稳定的因素，给予控制或应对措施。尽量减少使用非甾体抗炎药（nonsteroidal anti-inflammatory drug，NSAID）、氨基糖苷类、万古霉素、两性霉素 B、双嘧达莫等药物，以免影响肾功能。

（2）围手术期液体疗法：即扩容治疗，可减少造影剂对肾功能的损伤，保护肾过滤功能，包括静脉补液和口服水化。

1）对于高风险患者，即估算的肾小球滤过率（estimated glomerular filtration rate，eGFR）< 45ml/（min· $1.73m^2$）且存在蛋白尿和糖尿病或其他高危疾病的患者，以及所有 eGFR < 30ml/（min· $1.73m^2$）的患者，建议于术前 10 ~ 12 小时给予液体治疗，持续至术后 10 ~ 12 小时，补液总量为 1000 ~ 1500ml，以 1ml/（kg· h）的速度静脉滴注。

2）对心功能不全的患者，建议补液总量控制在 500 ~ 750ml，速度以 0.5 ~ 0.8ml/（kg· h）为宜。

3）对于无危险因素患者，PC-AKI 的风险极低，故术前补液于术日晨起始，术后补液量在 500 ~ 1000ml。

（3）护理观察：围手术期扩容治疗过程中注意做好观察、监测，保证治疗安全性。

1）尿量观察：为达到造影剂充分排出，术后 6 小时尿量 ≥ 500ml，说明水化程度充分；对于 6 小时尿量 < 500ml 的患者，需根据患者心肾功能及病情，给予加快补液或遵医嘱应用利尿药等措施，加快造影剂排泄。

2）关注患者是否有胸闷、心悸等不适。

3）监测患者出入量变化，保证其动态平衡。

3. 碘造影剂外渗　碘造影剂外渗的原因、预防及处理措施见表 2-33。

表 2-33　碘造影剂外渗

项目	内容
外渗原因	• 与技术相关的原因：使用高压注射器流速过高 • 与患者有关的原因：不能进行有效沟通配合；穿刺血管情况不佳，如下肢和远端小静脉，或化疗、老年、糖尿病患者血管硬化等；淋巴和 / 或静脉引流受损
预防措施	• 静脉穿刺选择合适的血管，细致操作 • 使用高压注射器时，选用与注射流速匹配的穿刺针头和导管 • 妥善固定留置静脉导管 • 与患者沟通并取得配合，用药过程中出现不适及时告知
处理措施	• 若针头未拔，则保留针头接新的注射器，回抽漏于皮下的药液，然后拔除针头 • 轻度外渗：多数损伤轻微，无需处理。嘱咐患者注意观察，如外渗加重，应及时就诊；对个别疼痛明显者，局部给予普通冷湿敷 • 中、重度外渗：可能造成外渗局部组织肿胀、皮肤溃疡、软组织坏死和间隔综合征。对于中、重度外渗患者的建议处理措施：①抬高患肢，促进血液回流；②早期使用 50% 硫酸镁保湿冷敷，24 小时后改硫酸镁保湿热敷，或者用黏多糖软膏等外敷，或者用 0.05% 地塞米松局部湿敷；③碘造影剂外渗严重者，在外用药物基础上口服地塞米松 5mg，3 次 / 天，连用 3 天；④必要时，咨询临床医生用药

（四）碘造影剂全身不良反应

1. 全身不良反应的危险因素

（1）既往有使用碘造影剂全身不良反应病史，症状包括荨麻疹、支气管痉挛、明显的血压降低、抽搐、肺水肿等。

（2）哮喘。

（3）治疗现患疾病药物引起的变态反应。

2. 使用碘造影剂检查时必须常备的抢救用品　见表 2-34。

表 2-34 必备抢救用品

抢救车	必备设备
抢救用药：如肾上腺素、异丙嗪、苯海拉明、地塞米松；阿托品、地西泮等（需定期清点）	应急设备：如医用氧气管道或氧气瓶（袋）、吸痰设备等
抢救物品：如气道开放、静脉穿刺物品，吸氧装置、简易呼吸器等	常用设备：血压计、心电监护仪等

3. 碘造影剂常见全身不良反应　见表 2-35。

表 2-35 碘造影剂常见全身不良反应

不良反应	临床表现	处理措施
急性不良反应（造影剂注射后1小时内出现的不良反应）	恶心、呕吐	● 一过性不良反应 ● 重度、持续时间长者，应考虑应用适当的止吐药物
	荨麻疹	● 散发的、一过性的不良反应，包括观察在内的支持性治疗 ● 散发的、持续时间长者，应考虑适当的 H_1 受体阻滞药肌内或静脉注射。可能会发生嗜睡和／或低血压 ● 严重者，考虑使用肾上腺素（1∶1000），必要时重复给药
	支气管痉挛	● 氧气面罩吸氧（6～10L/min）、使用肾上腺素（1∶1000）
	喉头水肿	● 氧气面罩吸氧（6～10L/min）、肌内注射肾上腺素（1∶1000），必要时重复给药

续表

不良反应	临床表现	处理措施
急性不良反应（造影剂注射后1小时内出现的不良反应）	低血压	• 单纯性低血压，抬高患者的双腿；氧气面罩吸氧（6~10L/min）；快速静脉补液，普通生理盐水或林格乳酸盐 • 如果无效，肌内注射1:1000肾上腺素，必要时重复给药
	全身过敏样反应（患者诉全身瘙痒，咽喉紧缩感，可见双侧眼睑充血、水肿，全身皮肤大量红色荨麻疹，血压下降，心率增快，血氧饱和度降低等变应性休克表现）	• 出现低血压时抬高患者的双腿；氧气面罩吸氧（6~10L/min）；肌内注射肾上腺素（1:1000），必要时重复给药。静脉补液（如普通生理盐水，林格乳酸盐）；H_1受体阻断药，如苯海拉明 25~50mg 静脉给药；必要时联系急救小组给予气管插管等急救处理
迟发性不良反应（造影剂注射后1小时至1周内出现的不良反应）	恶心、呕吐、头痛、骨骼肌肉疼痛、发热等	• 注意做好鉴别诊断；通常为轻度至中度，并且为自限性。遵医嘱给予对症处理
晚迟发性不良反应（造影剂注射1周后出现的不良反应）	可引起甲状腺功能亢进，偶见于未经治疗的 Graves 病或结节性甲状腺肿患者（年老/缺碘者）	

七、常用的静脉泵入药物

常用的静脉泵入药物的用法用量见表 2-36。

表 2-36 常用的静脉泵入药物的用法用量

药名	规格	用法用量
多巴胺 / 多巴酚 丁胺	20mg/2ml	（体重 kg × 3）mg 加 0.9%NS 至 50ml
去甲肾上 腺素	2mg/1ml	（体重 kg × 3）mg 加 0.9%NS 至 50ml
肾上腺素	1mg/1ml	（体重 kg × 0.3）mg 加 0.9%NS 至 50ml
异丙肾上 腺素	1mg/2ml	3mg + 0.9%NS44ml
利多卡因	200mg/10ml	原液（无需稀释），3 ~ 9ml/h
艾司洛尔	200mg/2ml	原液，bolus 0.5mg/kg，维持 50 × 300µg/ （kg·min）=3.6ml/h
胺碘酮	150mg/3ml	首剂 150 ~ 300mg，静脉注射，10 分钟 内 推完；450mg + 5%GS 36ml，静脉注射，泵 入，6ml/h（1mg/min）× 6 小时，减至 3ml/h （0.5mg/min）持续泵入；24 小时总量 < 2.2g （禁用 NS）
硝酸甘油	5mg/ml	50mg + 0.9%NS 40ml，10µg/min（0.6ml/h） 开始，可用到 200µg/min（避光）
硝普钠	50 毫克 / 支， 粉剂	50mg + 0.9%NS 50ml，10µg/min（0.6ml/h） 开始，可用到 200 ~ 300µg/min（避光）
亚宁定	25mg/5ml	原液（无需稀释），从 1.2ml/h（100µg/min） 开始，可逐渐加量到 400µg/min（4.8ml/h）
尼莫地平	10mg/50ml	原液（无需稀释），起始剂量 2.5ml/h，2 小时后加至 5ml/h，根据血压调整，最高 10ml/h 持续 5 ~ 14 天
吗啡	10mg/1ml	50mg + 0.9%NS 45ml，1 ~ 6ml/h（1 ~ 6mg/h）
地西泮 （安定）	10mg/2ml	原液（无需稀释），0.2 ~ 3.0ml/h（1 ~ 6mg/h）
咪达唑仑 （咪唑 安定）	5mg/5ml	原液（无需稀释），1 ~ 6mg/h，0.04 ~ 0.20mg/ （kg·h）

续表

药名	规格	用法用量
丙戊酸钠 （德巴金）	400mg，粉针	1200mg + 0.9%NS 50ml（浓度 24mg/ml） 首次应用：bolus 15mg/kg 静脉推注 > 3 分钟（体重 60kg 为 3g），维持 1 ~ 2mg/（kg·h）（2.5 ~ 5.0ml/h）；原曾口服：以原剂量泵入，如体重 60kg 为 0.5g，每天 3 次，口服 → 25mg/（kg·d）→ 1mg/（kg·h）
冬眠合剂	异丙嗪（50mg/2ml）氯丙嗪（50mg/2ml）哌替啶（50mg/1ml）	各 1ml + 0.9%NS 17ml，泵速 1 ~ 2ml/h
异丙酚	200mg/20ml	原液（无需稀释），5 ~ 80μg/（kg·min），10μg/（（kg·min）=3.6ml/h（BW=60kg）
维库溴铵（万可松）	4 毫克 / 支，粉剂 1 毫升 / 支，溶剂	10 支 + 0.9%NS 10ml，0.8 ~ 1.2μg/（kg·min）=1.8ml/h（BW=60kg）
生长抑素（思他宁）	3mg/2ml	3mg + 0.9% NS 48ml，250μg（4ml）；维持 4ml/h（250μg/h）
奥曲肽（善宁）	0.1mg/1ml	0.1mg，入壶；0.5mg + 0.9%NS 45ml，维持 2.5ml/h（25μg/h）
普通肝素	12 500U/2ml	1 支 + 0.9% NS 48ml，2ml/h（500U/h），根据 APTT 调整
氨茶碱	250mg/10ml	500mg + 5%GS 30ml，2ml/h（24h < 1g）

注：NS，生理盐水；GS，葡萄糖溶液；bolus，弹丸式注射。

第三章

眼中有预见
——紧急状态应对

◤ 第一节　管理应急预案

在临床工作中，护理人员经常会在病房中碰到突发紧急事件，例如突发停电、停水、泛水、失窃甚至火灾。这类事件往往又会在人手缺乏的时候发生，这就需要值班护士冷静面对，从容处理。不同的医院有不同的部门会配和处理这些突发事件，护理人员需要提前了解突发事件的处理流程，并讲处理流程熟记在心，这样才能沉着冷静面对，保证病房内患者及公共设施、财产的安全。

一、停水或突然停水

停水或突然停水的应急预案见图 3-1。

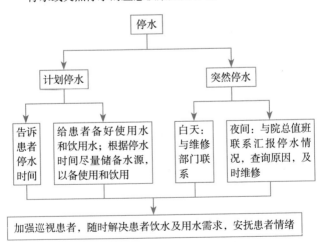

▶ 图 3-1　停水或突然停水应急预案流程图

二、泛水

泛水应急预案见图 3-2。

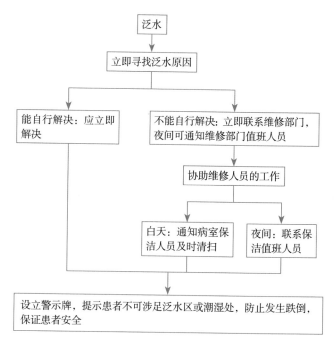

▷ 图 3-2 泛水应急预案流程图

三、停电或突然停电

停电或突然停电应急预案见图 3-3。

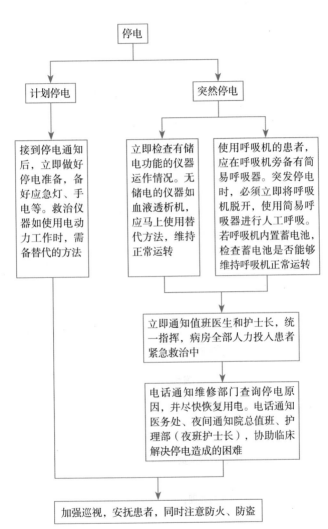

▶ 图 3-3 停电或突然停电应急预案流程图

四、火灾

火灾应急预案见图 3-4。

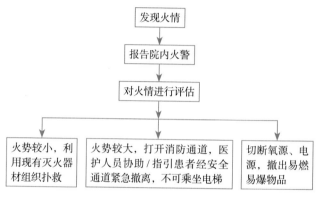

▶ 图 3-4 火灾应急预案流程图

五、失窃

失窃应急预案见图 3-5。

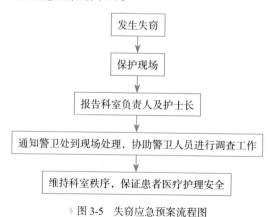

▶ 图 3-5 失窃应急预案流程图

■ 第二节　护理突发状况的应急预案与流程

一、股青肿、股白肿

1. 应急预案

（1）卧床休息：患肢减少活动，禁止热敷、按摩，防止血栓脱落。

（2）病情观察：吸氧、持续心电监护，监测生命体征变化。观察神志、出入量变化，及时发现休克先兆。如有休克，建立2条及以上静脉通道，遵医嘱快速输液、输血扩容，补充白蛋白等，增加有效循环血量，缓解组织水肿。

（3）患肢护理：患肢抬高，高于心脏水平20~30cm，观察患肢皮肤温度、颜色、感觉及足背动脉搏动情况。测量双下肢腿围并进行对比，观察患肢水肿消长情况。患肢若有水疱，应避免局部受压、摩擦，保持皮肤清洁。直径≥1cm的水疱可在无菌操作下用1ml注射器抽吸疱液，贴上聚氨酯有边包沫敷料减压和吸收渗液，使表皮层覆盖新鲜肉芽组织，预防感染，有利于创面愈合及修复。

（4）疼痛护理：准确评估疼痛发生的部位、性质、程度及持续时间，根据评分遵医嘱使用镇痛药，用药后追踪镇痛效果。

（5）抗凝、溶栓治疗：严密监测凝血指标，观察有无出血倾向，根据凝血指标遵医嘱调整药量。

（6）肺栓塞的观察：密切注意有无咳嗽、胸痛、咯血、呼吸困难等症状，备好抢救设备，一旦出现肺栓塞的症状，及时通知医生紧急救治。

（7）做好围手术期护理。

（8）做好各项护理记录。

2. 流程 患者发生股青肿、股白肿的应急预案流程见图 3-6。

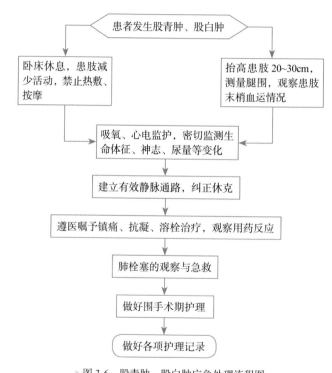

> 图 3-6 股青肿、股白肿应急处理流程图

二、肺栓塞的应急预案与流程

1. 应急预案

（1）严格卧床，抗休克治疗：患者出现呼吸困难、胸

痛、咯血、烦躁不安、惊恐、咳嗽、休克等肺栓塞临床症状时，严格卧床休息，保持安静。如有休克，建立2条及以上静脉通道，补充血容量，维持血压，及时纠正水、电解质失衡。

（2）吸氧：给予患者高流量吸氧，保持气道通畅。如缺氧明显并伴有低碳酸血症者，遵医嘱给予面罩给氧，必要时配合医生进行呼吸机辅助呼吸。

（3）病情观察：给予患者持续的心电监护，严密观察患者的意识、生命体征及血氧饱和度的变化。定期复查心电图及动脉血气分析。如发生心力衰竭，遵医嘱应用强心药和利尿药。

（4）溶栓、抗凝治疗：动态监测患者凝血功能，观察有无出血征象。

（5）镇痛：胸痛严重者，遵医嘱给予皮下注射吗啡（昏迷、休克、呼吸衰竭者禁用）或肌内注射盐酸哌替啶注射液镇痛治疗，以免剧烈胸痛影响患者呼吸。

（6）解痉：支气管平滑肌与肺血管痉挛的患者，遵医嘱皮下或静脉注射氢溴酸山莨菪碱、罂粟碱等，以减少迷走神经张力，防止肺动脉放射性痉挛。

（7）患肢观察：对于下肢深静脉血栓形成患者，应密切注意观察其患肢的皮肤颜色、温度、足背动脉搏动以及水肿程度。

（8）健康教育：保持大便通畅，避免剧烈咳嗽，患肢禁止按摩、热敷，防止血栓再次脱落。

（9）呼吸、心搏骤停：立即启动心肺复苏处理抢救流程。

（10）做好围手术期护理。

（11）做好各项护理记录。

2. 流程 患者发生肺栓塞的应急预案流程见图3-7。

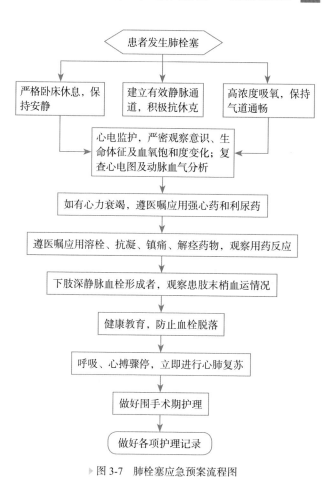

▶ 图 3-7 肺栓塞应急预案流程图

三、急性主动脉夹层

1. 应急预案

（1）尽快安置患者，绝对卧床休息，保持病房安静。

（2）病情监测：氧气吸入，持续心电监护，严密监测生命体征、血氧饱和度变化及意识等，测量四肢血压并对比，了解分支动脉血液循环情况。

（3）配合抢救：建立2条及以上静脉通道，必要时建立深静脉通路，备好抢救用物及药品，积极配合医生抢救。

1）控制血压：遵医嘱使用有效降压药，在保证机体重要脏器（心、脑、肾）灌注的前提下，平稳降低患者血压，保证患者安全。观察药物疗效及不良反应。

2）减慢心率：使用β受体阻断药，建议控制心率在60～80次/分，或根据病情遵医嘱控制在理想范围内，观察心率、心律的变化，及时发现传导阻滞等。

3）镇痛：严密观察患者疼痛的部位、性质、时间、程度，疼痛不缓解或进行性加重提示夹层进行性扩展。遵医嘱使用强效镇痛药，如盐酸哌替啶注射液50～100mg肌内注射，或吗啡注射液5～10mg皮下注射，用药后观察疼痛程度是否改善。

4）镇静：安慰患者，稳定情绪，必要时遵医嘱使用镇静药。

（4）病情观察：评估四肢血压差异；评估双侧颈动脉、桡动脉、股动脉及足背动脉搏动情况；观察有无脑血管意外、急性肾衰竭、急性心脏压塞等并发症发生。病情变化应立即报告医生进行判断处理。

（5）低血压护理：低血压（血压低于90/60mmHg）是急救的指征。如低血压伴休克表现，应立即呼叫医生，根据低血压发生的原因进行急救。如低血压不伴休克表现，需排除锁骨下动脉受累，应测量对侧肢体血压进行确认。

（6）维持胸压、腹压稳定：减少引起胸压、腹压增高的因素，如大幅度改变体位、屏气、打喷嚏、剧烈咳嗽、用力排大便等，防止夹层进一步撕裂或瘤体破裂。

（7）心理护理：向患者及其家属解释病情，安抚患者，鼓励患者,稳定患者情绪。

(8)做好围手术期护理。

(9)做好各项护理记录。

2. 流程 患者发生急性主动脉夹层的应急预案流程见图 3-8。

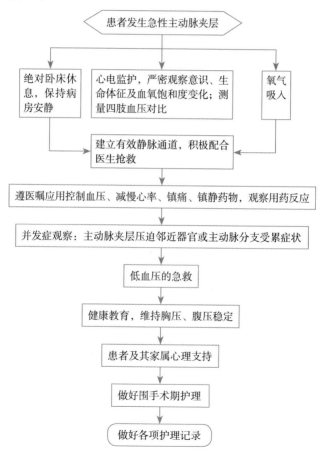

▶图 3-8 急性主动脉夹层应急预案流程图

四、腹主动脉瘤破裂

1. 应急预案

（1）尽快安置患者，减少搬动，绝对卧床休息。

（2）生命体征监测：进行吸氧、持续心电监护，重点关注血压、心率的变化，在保证机体重要脏器（心、脑、肾）灌注的前提下，使患者血压处于较低水平，避免加重动脉瘤破裂。监测患者四肢血压并且对比，了解分支动脉血液循环的情况。

（3）纠正休克：建立2条及以上的静脉输液通道，加强予以补液、输血扩容，止血和升压治疗，必要时建立深静脉通路。

（4）疼痛护理：密切观察患者疼痛的部位、性质、程度及持续时间，必要时遵医嘱给予镇痛、镇静治疗，减少患者躁动。告知患者疼痛时不要在床上翻滚或按压、拍打疼痛部位。

（5）双下肢血运观察：观察下肢有无疼痛、皮肤苍白、皮温下降、感觉减退、运动障碍和末梢动脉搏动减弱或消失等下肢动脉栓塞的缺血症状。

（6）对于瘤体破入肠内有消化道出血时，观察呕吐物、大便的颜色及量，注意患者意识状况，防误吸，床旁备负压吸引器。定期复查血常规。

（7）术前准备：完成急诊手术常规实验室检查及备血，备皮，留置导尿管，便于术中、术后观察尿量。

（8）转运：医护共同护送患者进入手术室，途中严密观察患者病情变化。

（9）呼吸、心搏骤停：应立即启动心肺复苏处理抢救流程。

（10）做好各项护理记录。

2. 流程 患者发生腹主动脉瘤破裂的应急预案流程见图 3-9。

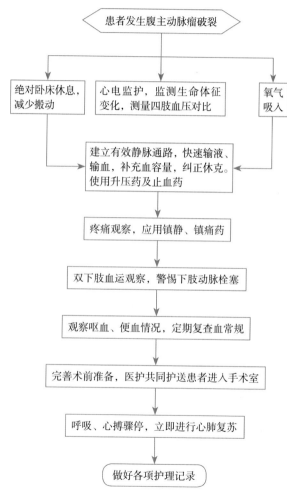

▷ 图 3-9 腹主动脉瘤破裂应急预案流程图

五、急性下肢动脉栓塞

1. 应急预案

（1）卧床休息：抬高床头使患肢低于心脏平面 15° 左右，防止直立性缺血及栓子逆流。

（2）患肢护理：注意患肢保暖，禁止患肢冷敷及热敷。评估患肢缺血情况，持续观察患肢皮温、色泽、动脉搏动、疼痛、感知觉和运动情况。

（3）病情观察：给予患者吸氧、心电监护，密切监测生命体征、神志、尿量等变化。

（4）疼痛护理：观察疼痛的部位、性质与加重因素及疼痛时间，遵医嘱正确使用解痉、镇痛药，用药后观察疼痛是否改善。

（5）抗凝、溶栓、扩张血管治疗：动态监测患者凝血功能，观察有无出血征象及药物反应。

（6）心功能监测：心功能不全者，密切监护心功能变化，遵医嘱用药维持正常心律。

（7）观察全身症状：警惕栓子再次脱落导致其他部位栓塞。

（8）戒烟：戒烟宣教，以减少烟碱（尼古丁）对血管的刺激。

（9）术前准备：备皮；完善术前检查；准备好肝素、尿激酶等抗凝、溶栓药物、造影剂等术中药品。

（10）做好各项护理记录。

2. 流程　患者发生急性下肢动脉栓塞的应急预案流程见图 3-10。

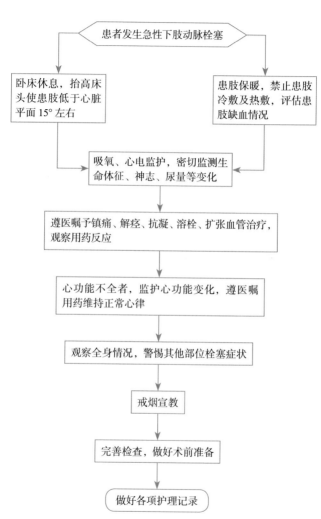

▷ 图 3-10 急性下肢动脉栓塞应急预案流程图

六、急性肾衰竭

1. 应急预案

（1）卧床休息：减轻肾负担，降低代谢率，减少蛋白质分解代谢，减轻氮质血症。

（2）病情观察：注意观察生命体征、神志、瞳孔变化，注意有无意识障碍或呼吸深大等酸中毒表现。密切观察尿液的量、色、性状，检测尿比重及尿渗透压。监测血钾变化，检测肾功能。

（3）配合抢救：建立静脉通道，配合医生抢救。当患者血清钾 > 5.5mmol/L 即为高钾血症。主要临床表现为乏力、恶心、心悸、麻痹；或无症状，以心搏骤停首发。心电图提示：血清钾 > 6.0mmol/L 开始出现 V_2 至 V_3 T 波高尖；血清钾 > 8mmol/L 可能会出现一度房室传导阻滞（atrioventricular block，AVB）；血清钾 > 10mmol/L，可能会出现束支传导阻滞；血清钾 > 14mmol/L，可能发生心室颤动。治疗措施：心电监护，监测血钾变化；根据血钾水平及心电图表现制订治疗方案（表 3-1）；钙剂可预防心脏事件，应作为起始治疗，特别是血清钾 > 7mmol/L，或出现 P 波消失、T 波高尖、QRS 延长等表现。

表 3-1　高钾血症紧急处理

措施	剂量	起效时间	备注
葡萄糖酸钙	10ml，静脉注射，注射时间 > 3 分钟；5 分钟后可重复一次	< 3 分钟	作用时间 30 ~ 60 分钟
氯化钙	10ml，静脉注射，注射时间 > 3 分钟	< 3 分钟	含钙量是葡萄糖酸钙的 3 倍；用于循环不稳定患者

续表

措施	剂量	起效时间	备注
GS＋胰岛素	50%GS 20ml＋10U RI，静脉注射；或 10%GS 500ml＋10～16U RI，静脉注射	15～30 分钟	一过性（60 分钟）；可降血清钾 1mmol/L，转入细胞内
碳酸氢钠	5% 碳酸氢钠 125ml，静脉输注	15～30 分钟	一过性（60 分钟）；钙剂后不宜使用
β_2 受体激动药	沙丁胺醇 20mg 雾化吸入	1～2 小时	一过性（2 小时）
树脂	30～90g，口服或灌肠	1～2 小时	可减少全身钾含量（超过 6 小时）
利尿药	呋塞米＞40mg，静脉输注	30 分钟	可减少全身钾含量
血液透析			可减少全身钾含量

注：GS，葡萄糖溶液；RI，速效胰岛素。

（4）遵医嘱用药：遵医嘱正确给药，禁用肾毒性药物。

（5）严格控制液体入量：准确记录 24 小时出入量，每天测量体重。

（6）加强营养：给予高热量、高维生素、易消化的食物，控制蛋白质及含钾食物摄入。

（7）预防感染：严格无菌操作，做好基础护理，保持呼吸道通畅，加强翻身、拍背，防止肺部感染。

（8）做好透析患者的护理。

（9）做好各项护理记录。

2. 流程 患者发生急性肾衰竭的应急预案流程见图 3-11。

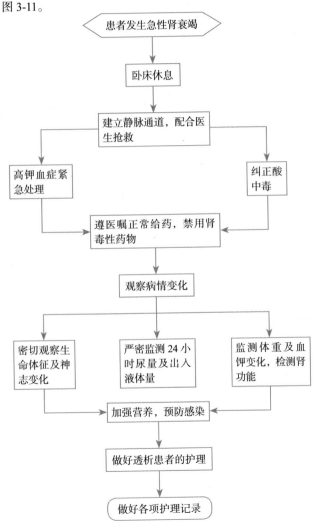

▶ 图 3-11 急性肾衰竭应急预案流程图

七、急性脑出血

1. 应急预案

（1）绝对卧床休息：抬高床头 15°~30°，昏迷时头偏向一侧。

（2）保持呼吸道通畅：清除呼吸道分泌物，意识不清或有较高误吸危险的昏迷患者行气管插管或气管切开术。

（3）氧气吸入：鼻导管或面罩吸氧，氧流量 2~4L/min，可改善脑缺氧，达到提高脑血氧含量、减轻脑细胞损害、降低颅压的目的。

（4）病情观察：持续心电监护，观察意识、面色、瞳孔、血氧饱和度、生命体征变化，观察患者皮肤情况及肢体活动情况。

（5）遵医嘱正确给药：建立有效静脉通道，遵医嘱应用脱水药，如 20% 甘露醇 125~250ml 快速静脉滴注。合理使用止血药及促进脑细胞代谢药物。

（6）脑出血的护理：行抗凝溶栓治疗继发急性脑出血者，遵医嘱停用抗凝溶栓药物，使用相应的拮抗药物。

（7）降温：高热及昏迷患者给予冰帽、冰枕降温，必要时进行人工冬眠，以降低脑代谢。

（8）镇静：躁动不安者可选用地西泮、苯巴比妥药物镇静，禁用吗啡、哌替啶。

（9）维持营养和水、电解质平衡：起病 1~2 天禁食，全量静脉营养支持治疗，并记录出入量。不能进食者第 3 天可鼻饲流质，以保障营养供应。

（10）加强基础护理：做好口腔护理、皮肤护理，定时协助翻身拍背，预防压疮及坠积性肺炎。

（11）呼吸、心搏骤停：立即启动心肺复苏处理抢救流程。

（12）术前准备：保守治疗效果不佳时，应及时进行外科手术治疗，做好术前准备。

（13）做好各项护理记录。

2. 流程　患者发生急性脑出血的应急预案流程见图 3-12。

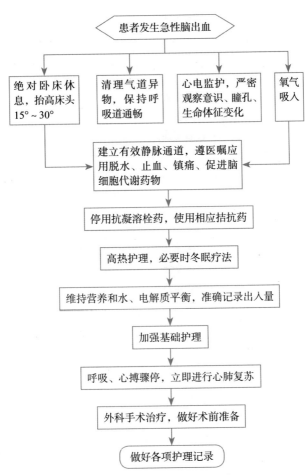

▶ 图 3-12　急性脑出血应急预案流程图

八、股动脉穿刺部位血肿

1. 应急预案

（1）患者发生股动脉穿刺部位血肿，立即通知医生。

（2）做初步判断，如测血压、心率、呼吸以及判断意识等。

（3）协助医生进行检查及处理。

1）如有出血立即更换敷料并压迫出血点，待出血停止后重新用弹力绷带加压包扎。

2）用身体标注笔标注血肿范围，动态观察血肿增加的范围。淤血、直径＜5cm 的血肿可以局部冷敷，待其自行吸收。直径≥5cm 血肿或血肿扩大提示假性动脉瘤形成，遵医嘱行血管超声检查。股动脉血肿多可自愈而无需特殊治疗，大血肿或有持续症状（低血压或心动过速）者应严密观察，局部加压或进行介入干预。

（4）若患者应用抗凝或溶栓药物，必要时遵医嘱调整药物的剂量、间隔时间或暂停使用。

（5）密切观察穿刺点情况及术侧肢体皮肤颜色、温度及足背动脉搏动情况。

（6）准备好抢救药品及物品，必要时配合医生进行紧急救治。

（7）穿刺侧肢体伸直制动，防止术肢不恰当用力导致出血复发或加重。

（8）避免用力排便、剧烈咳嗽等使腹压骤增的动作。

（9）及时、准确做好护理记录。

2. 流程　患者发生股动脉穿刺部位血肿的应急预案流程见图 3-13。

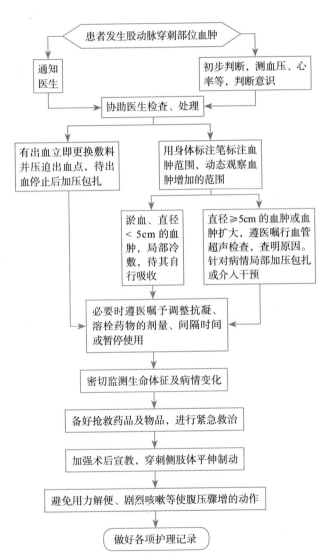

图 3-13　股动脉穿刺部位血肿应急预案流程图

九、介入鞘管脱出

1. 应急预案

（1）介入患者鞘管脱出时，立即通知医生。

（2）确定鞘管脱出的长度，观察鞘管周围有无渗血或出血，评估出血量并记录。根据留置鞘管的目的，采取不同的处理方法。

1）如鞘管用于造影，鞘管全部脱出伴出血，立即到床旁按压出血点，请求其他医护人员协助处理，待出血停止后重新加压包扎；鞘管部分脱出，遵循无菌原则原位加强固定。

2）如鞘管里有溶栓导管，需进一步溶栓治疗。鞘管全部脱出伴出血，立即按压穿刺口压迫止血，并检查导管的完整性，协助医生送手术室行血管造影重新置管；鞘管部分脱出伴少量渗血，遵循无菌原则原位加强固定，必要时送手术室经鞘管造影后决定是否拔除或重新置管。

（3）密切观察鞘管及切口情况，防止再次出血。

（4）必要时遵医嘱应用止血药物。

（5）监测患者生命体征变化。

（6）及时、准确地记录护理记录单。

（7）向护士长汇报事情经过，科室组织全体护士对非计划性拔管的根本原因进行分析总结，提出整改意见，持续改进护理质量。

（8）及时上报护理不良事件。

2. 流程　患者发生介入鞘管脱出的应急预案流程见图 3-14。

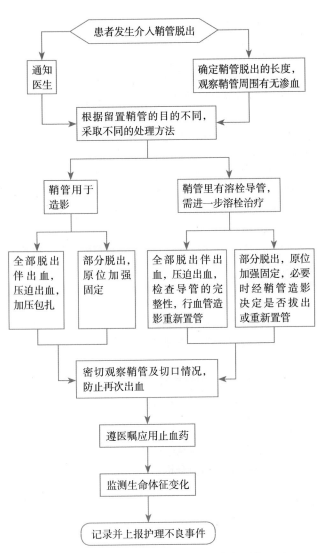

▶ 图 3-14　介入鞘管脱出应急预案流程图

十、溶栓导管滑脱

1. 应急预案

（1）患者发生溶栓导管滑脱时，应通知医生。

（2）协助医生进行检查，消毒穿刺切口并按压，评估导管脱出程度。

1）如溶栓导管完全脱出，立即按压穿刺口压迫止血30分钟，并检查导管的完整性。待出血停止后加压包扎，穿刺侧肢体制动（动脉导管制动24小时，静脉导管制动12小时），观察肢体皮温、皮色、感觉及足背动脉搏动情况。协助医生送手术室行患肢动脉造影术（静脉溶栓行静脉造影术），检查血栓是否溶解，决定是否再次置管溶栓。

2）如溶栓导管不完全脱出，遵循无菌原则原位妥善固定，协助医生送手术室行患肢动脉造影术（静脉溶栓行静脉造影术），确认溶栓导管侧孔与血栓接触部位是否移位。如无移位，根据造影结果确定是否继续溶栓治疗。如有移位，根据溶栓效果决定是否再次置管溶栓：血栓溶解，血流恢复通畅，则拔除溶栓导管；若血栓未溶解仍需溶栓治疗，则重新置管。

（3）溶栓期间告知患者术侧肢体切勿过分牵扯、弯曲，以免导管意外脱出或折断，翻身时行轴线翻身，防止术肢移动造成导管移位，必要时约束患肢。

（4）做好生命体征、病情观察及护理记录。

（5）向护士长汇报事情经过，科室组织全体护士对非计划性拔管的根本原因进行分析总结，提出整改意见，持续改进护理质量。

（6）及时上报护理不良事件。

2. 流程 患者发生溶栓导管滑脱的应急预案流程见图3-15。

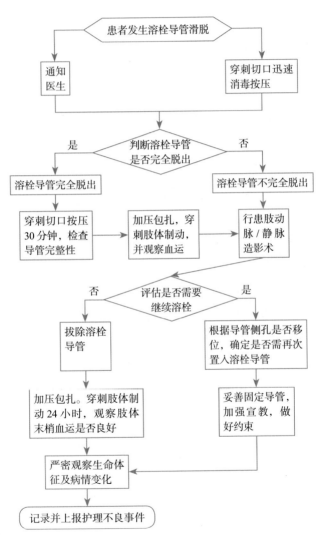

▶ 图 3-15 溶栓导管滑脱应急预案流程图

十一、高血压急症

1. 遵医嘱给予心电监护，监测患者血压变化。

2. 遵医嘱给予静脉降压治疗，最初 1～2 小时内血压下降不超过最高值的 25%，2～6 小时内控制血压并稳定于 160/100mmHg 左右，降压过快可加重脏器缺血。

3. 常用静脉降压药物见表 3-2。

表 3-2　常用静脉降压药物

药物	剂量	起效时间	持续作用时间	调量间隔时间	不良反应	特殊适应证
硝普钠（50mg + 50mlGS）	0.25～10.00μg/（kg·min）	即刻	1～10分钟	3～5分钟	氰化物蓄积，最大剂量<10分钟，>24～48 小时需谨慎等待	大部分高血压急症适用，高颅压、肾功能不全慎用
硝酸甘油（50mg + 40mlNS）	5～100μg/min	2～5分钟	5～10分钟	3～5分钟	头痛、心率增快、耐受性等	降压作用弱于硝普钠，适用于 ACS
艾司洛尔5g（50ml）	50～300μg/（kg·min）	即刻	30 分钟	4 分钟	心动过缓、心力衰竭、哮喘等	主动脉夹层时首选，用于 ACS（不合并心力衰竭）
盐酸乌拉地尔注射液（100mg + 30mlNS）	首剂 10～50mg 缓慢静脉推注，初始速度可为 2mg/min，维持泵速 4.5ml/h	5 分钟			血压下降过快等	

续表

药物	剂量	起效时间	持续作用时间	调量间隔时间	不良反应	特殊适应证
酚妥拉明	5～15mg，静脉注射	1～2分钟	10～30分钟	5～10分钟，可重复给药	心率增快、面红、头痛等	适用于嗜铬细胞瘤

注：GS，葡萄糖溶液；NS，生理盐水；ACS，急性冠脉综合征。

4. 做好病情观察，观察患者有无脑、眼、心、肾等靶器官受累征象。若发生脑出血等紧急情况，配合医生抢救。

5. 绝对卧床休息，双侧床挡保护患者安全；情绪稳定。

6. 做好护理记录。

十二、猝死

1. 应急预案

（1）护士巡视病房发现患者突发意识障碍。

（2）护士立即放下床挡，轻拍患者双肩，大声呼叫患者姓名。注意轻拍患者双肩，在双耳旁呼叫。

（3）呼叫其他医护人员，计时。

（4）触摸患者颈动脉搏动，用示指及中指指尖触及喉结，然后向旁滑移两横指，观察有无胸廓起伏，时间＜10秒。

（5）患者无颈动脉搏动及自主呼吸，立即行胸外按压。

（6）护士 A 为其去枕平卧、拉开被子、松开衣领、解开裤带。

（7）护士 B 推抢救车配合护士 A，为患者垫复苏板。

（8）护士 A 在患者两乳头连线中点，双手掌根重叠，手指不触及胸壁，肩、手臂与胸骨垂直，进行 30 次胸外按压（15～18 秒），按压时保证胸骨下陷 5～6cm，按压频率100～120 次 / 分，保证每次按压后胸廓充分回弹，按压与放松时间比例为 1∶1。

（9）护士 B 卸下床头板，连接壁氧，大于 10L/min，连接简易呼吸器；采用压额抬颏法开放气道，检查患者有无义齿、口鼻腔分泌物；EC手法将简易呼吸器面罩紧扣在患者口鼻部，面罩无漏气，挤压气囊2次，每次通气可见胸廓运动，历时1秒以上。

（10）按压与通气比例为30∶2，护士A、护士B配合完成5个循环后，心电监护或除颤仪判断是否行电除颤。

（11）除颤仪或心电监护显示室颤波或无脉室速，医嘱进行非同步电除颤200J一次。

（12）护士B为患者取左上肢外展体位，护士A检查前胸除颤部位皮肤无破损、无潮湿、无毛发、无起搏器。

（13）护士B取下电极板，均匀涂抹导电糊，调至P导联，选择除颤仪能量非同步200J，将两电极板放置于患者胸壁（心底电极板置于患者右锁骨中线第2肋间，心尖电极板放置于左腋前线第5肋间）。再次观察患者心率仍为室颤波，重复医嘱确认即刻200J非同步电除颤一次，充电，嘱所有人离床，用4～11kg力量下压电极板放电。

（14）继续行5个循环心肺复苏（cardiopulmonary resuscitation，CPR），可根据人员体能进行角色交换。

（15）护士B将除颤电极板放置患者胸前判断心电波是否转复，若为室颤波继续行电除颤及CPR。

（16）若心电波提示窦性心律，需评估患者是否恢复自主循环：上肢收缩压大于60mmHg，大动脉恢复搏动，发绀的口唇、甲床转为红润。查看瞳孔、呼吸、神志是否恢复正常。如以上恢复正常，复苏成功，记录抢救时间。若不成功需继续5个循环CPR后再次评估。

（17）复苏成功后撤硬板、垫枕，查看并清洁胸前皮肤，盖好被子，协助取舒适体位。

（18）继续进行高级生命支持：心电监护，气管插管，机械通气，建立静脉通道给药等。

（19）七步洗手法洗手，记录特护记录单，将抢救仪器擦拭归位充电备用，及时补充抢救车内药品。

2．流程　患者猝死的应急预案流程见图3-16。

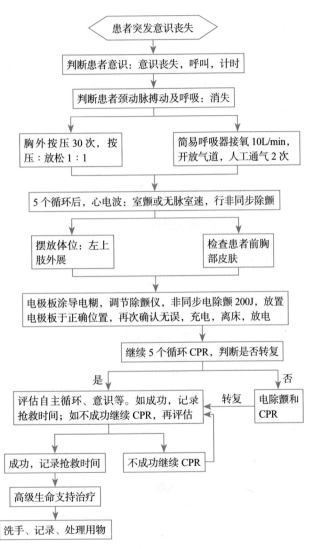

▷ 图 3-16 猝死应急预案流程图

十三、跌倒

1. **评估** 评估患者是否受伤。所有局部体征需给予合适的处理（如头颅CT、X线片、制动等），需明确有无如下表现。

（1）瘀斑、皮肤破损、骨折、疼痛、左右不对称、畸形、活动受限。

（2）对头部、手、肩、臀部、膝部及足进行仔细查体。

（3）详细的神经系统查体，包括瞳孔、脑膜刺激征、步态、肌力、脑神经检查、病理征。

（4）评价患者意识状态。

2. **寻找跌倒的原因及过程**

（1）有无目击者。

（2）是否有意识丧失（患者是否能回忆着地的那一刻）。

（3）跌倒是单纯的机械原因，还是因为意识状态改变。

（4）详细过程：下床时，去浴室，站立，转身，滑倒等。

（5）伴随症状（是否有预感、失禁、眩晕、头痛、视觉异常、黑矇、心悸、胸痛、呼吸困难）。

（6）诱发动作（咳嗽、排尿、用力、突然站立）。

（7）既往史（糖尿病、心脏病、脑血管意外、感觉异常、帕金森病、关节炎、抑郁症、新加药物、类似的跌倒史）。

（8）核实近期血小板计数（PLT）和PT/APTT，评价出血风险。

3. **鉴别诊断** 老年人跌倒可能有多种原因。

（1）神经系统疾病：癫痫发作，脑血管意外/短暂性脑缺血发作（transient ischemic attack，TIA）（出血、栓塞、缺血），步态异常，帕金森，眩晕症，痴呆，脑水肿，本体感受减退。

（2）心脏疾病：心律失常，急性心肌梗死（acute myocardial infarction，AMI），迷走神经兴奋，低血容量，直立性低血压，瓣膜疾病。

（3）药物：镇静/催眠药物，抗抑郁药物，血管扩张药，乙醇，利尿药（频繁如厕）。

（4）肌肉骨骼：关节炎，疼痛，虚弱，调节能力减退。

（5）其他：贫血，视力下降，照明不足，更换病房，床挡被放下，地滑。

4. 其他需要注意的方面

（1）尽管目击者的描述很重要，但最重要的还是自己对患者详细的评估。

（2）如果患者头部着地，需放宽头颅CT的指征；若有新出现的局灶定位体征、头痛、呕吐、年龄＞60岁，肩部以上明显的外伤，必须行头颅CT；若患者失去意识或不能回忆跌倒过程，强烈建议头颅CT（昏迷患者外出检查时必须评估气道！通知家属，告知外出检查风险，求助上级医师）。严密监测患者，重复神经系统查体，必要时24小时后复查CT，除外进行性神经系统损伤（如迟发性硬膜下血肿）。

（3）在病程中记录跌倒事件。

（4）老年人的股骨骨折有时症状、体征并不明显。

十四、自伤或自杀

1. 危险人群

（1）恶性肿瘤。

（2）疾病终末期。

（3）治疗效果差。

（4）躯体痛苦。

（5）有精神意识障碍、重度抑郁，性格多疑、敏感、脆弱。

（6）家庭关系不良、经济条件欠佳。

2．常见方式

（1）跳楼。

（2）切割大血管。

（3）自缢。

（4）服药。

（5）拔输液管道、深静脉置管。

3．处理

（1）预防：关注危险人群，医护团队沟通，及时予以心理干预（必要时请心理科会诊、抗抑郁治疗、情绪疏导）、向家属交代风险、留陪护、加强夜间巡视、调整床位（避免靠近阳台），尽量减少患者可能自伤的器具（如刀片等）。

（2）一旦发生自伤或自杀，首先检查生命体征。如果生命体征不平稳（或消失），立即开始基础生命支持。建立气道和静脉通道，予心电监护。

（3）保持镇静，迅速通知其他医护，清除在场无关人员，避免在病房大声呼叫。尽快通知总住院医师。

（4）如果生命体征尚平稳，进一步明确自伤或自杀方式、发生时间（对于服药者有助于决定是否需洗胃）。注意：警惕患者同时采取两种以上方式（如先服药后割腕）。

（5）创伤患者需检查有无内脏、神经、骨骼损伤，简单清洁伤口、止血、包扎。

（6）防止患者再次采取自伤或自杀行为，严密监视，清除危险因素，可适当予镇静、约束。

4．尽快通知家属　不影响抢救的前提下，尽可能保护现场，留取物证（有助于警方取证）。

5．通知

（1）一线：内科总住院医师、麻醉科（困难气管插管时）。

（2）二线：院总值班或医务处备案、家属、保卫处。

（3）三线：根据具体情况请相关科室会诊。

十五、夹层动脉瘤破裂先兆

1. 夹层动脉瘤破裂先兆的临床表现

（1）疼痛：突发性胸部或背部持续性剧烈疼痛，疼痛呈撕裂样或刀割样，可向肩胛区、前胸、腹部及下肢放射，可伴有面色苍白、出冷汗、四肢发凉、神志淡漠等失血性休克表现。

（2）高血压：大部分患者可伴有高血压。如果出现心脏压塞、动脉瘤破裂或冠状动脉供血受阻引起的急性心肌梗死时，则出现低血压。

2. 紧急处理 在治疗的同时，紧急启动绿色通道，准备紧急手术。紧急手术前做好药物治疗，控制疼痛、降低血压及心室收缩率。

3. 休克的分型 变应性休克、心源性休克、失血性休克、代谢性休克、神经源性休克、心源性休克（晕厥）及感染性休克。

第三节 专科处理

一、加速康复外科理念

（一）概述

加速康复外科（enhanced recovery after surgery，ERAS）以循证医学证据为基础，以减少手术患者的生理及心理创伤应激反应为目的，通过外科、麻醉、护理、营养等多学科协作，对围手术期处理的临床路径予以优化，从而减少围手术期应激反应及术后并发症，缩短住院时间，促进患者康复。这一优化的临床路径贯穿于整个围手术期，其核心是强调以服务患者为中心的诊疗理念。

（二）具体措施

ERAS 的主要措施可分为术前、术中和术后三个部分，每个部分的核心项目和措施见表 3-3。

表 3-3　加速康复外科的主要措施

术前	• 术前宣教：多种形式介绍围手术期诊疗过程，缓解患者焦虑紧张情绪 • 推荐戒酒 4 周，戒烟 2 周：戒酒 2 周即可明显改善血小板功能，缩短出血时间，一般推荐术前戒酒 4 周；戒烟至少 2 周方可减少术后并发症的发生 • 术前访视与评估：初步确定患者是否具备进 ERAS 相关路径的基础和条件 • 术前营养支持治疗：必要的术前营养支持治疗能够降低术后并发症的发生率 • 不推荐机械性肠道准备：术前机械性肠道准备对于患者是应激因素，仅适用于需要术中结肠镜检查或有严重便秘的患者 • 缩短术前禁食禁饮时间：禁食时间延后至术前 6 小时，之前若进食油炸、脂肪及肉类食物，则需要更长的禁食时间；禁饮时间延后至术前 2 小时
术中	• 预防性应用抗生素：有助于降低择期腹部手术术后感染的发生率 • 麻醉方式的选择：选择全身麻醉或联合硬膜外阻滞，以满足外科手术的需求并拮抗创伤所致的应激反应 • 麻醉深度监测：避免麻醉过深或过浅 • 术中输液及循环系统管理：管理目标为尽量减少机体液量的改变。术中体温管理：避免低体温，维持患者中心体温不低于 36℃

续表

术中	● 不推荐常规放置鼻胃管：降低术后肺不张及肺炎的发生率 ● 不推荐对腹部择期手术：常规放置腹腔引流管 ● 如留置导尿管，一般 24 小时后应拔除
术后	● ERAS 推荐采用多模式镇痛：减轻患者术后疼痛，加速患者术后早期肠功能的恢复，确保术后早期经口进食及早期下地活动 ● ERAS 要求术后尽早恢复经口进食、饮水 ● ERAS 要求术后早期下床活动：推荐术后清醒即可半卧位或适量在床活动，无需去枕平卧 6 小时；术后第 1 天即可开始下床活动，建立每天活动目标，逐天增加活动量

（三）ERAS 理念下的血管外科护理

血管外科患者在治疗、护理等环节应用 ERAS 理念，体现在术后患者尽早进食进水以恢复饮食，并根据患者身体情况，指导和协助患者进行床上距小腿关节（踝关节）的背伸、跖屈、环转运动，膝关节的伸屈运动，促进下肢静脉血液回流，还应尽早指导和协助患者下床活动，提高患者术后康复效果。

1. 颈部手术后早期饮食指导和活动指导　颈部血管疾病主要有颈动脉狭窄、颈动脉体瘤等。术后早期饮食和活动对患者预后有重要作用，具体指导内容见表 3-4。

表 3-4　颈部手术后早期饮食和活动指导

饮食指导	● 术后 6 小时可进食：6 小时后可进食流质饮食，如水、牛奶、果汁等 ● 若有呛咳症状，延缓进食时间 ● 饮食以温凉为主
活动指导	● 术后患者去枕平卧，头偏向患侧 ● 麻醉清醒后，床头抬高 30°，利于血液回流及切口引流 ● 患者颈部制动，减少颈部活动，防止出血

续表

活动指导	● 翻身时颈部应与身体成一轴线，避免过度扭转引起吻合口撕裂 ● 术后 7 天开始练习颈部活动，防止瘢痕挛缩 ● 术后 10 天内禁止泡浴，防止切口裂开及感染

2. 动脉瘤手术后早期饮食和活动指导　动脉瘤手术包括胸主动脉瘤、腹主动脉瘤、主动脉夹层等，一般在介入手术下完成。术后饮食一定要减少钠盐的摄入，尤其是高血压患者更应注意，以防血压控制不稳；多膳食纤维，防止便秘；活动一定要避免可引起腹压增高的动作。具体指导内容见表 3-5。

表 3-5　动脉瘤手术后早期饮食和活动指导

饮食指导	● 术后多饮水，促进造影剂排泄 ● 饮食以高蛋白、高营养、高纤维素、低脂、低盐饮食为主，多食蔬菜、水果等易消化食物；糖尿病患者还需坚持低糖饮食 ● 保持大便通畅，减少腹压增高 ● 戒烟、戒酒
活动指导	● 术后患者取平卧位，穿刺侧下肢伸直制动 24 小时 ● 卧床期间指导患者做踝泵运动，促进静脉回流，可轴线翻身 ● 注意保暖，避免咳嗽、用力打喷嚏、剧烈活动、突然下蹲等增加腹压的动作 ● 防止摔伤、碰撞

3. 下肢缺血搭桥术后早期饮食指导和活动指导　下肢缺血搭桥手术适用于下肢动脉硬化闭塞、动脉栓塞等疾病。术后一定要告知患者绝对卧床的重要性，避免膝关节弯曲，防止人工血管弯曲导致管腔狭窄、血流减慢，以保证血管的通畅。根据术中情况决定下地时间，在手术过程顺利的情况

下，尽早下地。具体指导内容见表 3-6。

表 3-6 下肢缺血搭桥术后早期饮食和活动指导

饮食指导	• 饮食应清淡 • 以高营养、高蛋白的食物为主，减少高脂肪食物的摄入 • 多食水果、蔬菜、豆类、富含维生素的食物，禁食高糖、不易消化及刺激性食物，如浓茶和咖啡 • 戒烟、戒酒
活动指导	• 术后平卧或床头抬高 15°，保持患肢呈伸直状态，以防止人工血管扭曲打折，引起出血或血栓 • 术后卧床 3～4 天，健侧下肢适当屈伸活动 • 鼓励患者主动锻炼：抬腿→床边坐→床边站→床边活动→室内活动，无法主动锻炼的患者可行被动功能锻炼

4. 介入术后早期饮食指导和活动指导 血管外科常见介入手术包括用于治疗血管狭窄和闭塞的经皮腔内血管成形术、血管支架植入术；预防肺栓塞的下腔静脉滤器植入术；动 - 静脉瘘、血管瘤等疾病的介入治疗。介入术后早期饮食指导和活动指导内容见表 3-7。

表 3-7 介入术后早期饮食和活动指导

饮食指导	• 进行心脏功能与肾功能评估后，术后尽可能让患者多饮水，促进造影剂的排泄；推荐的日饮水量为 2000～3000ml • 如无恶心等不适，术后即可进食 • 因病情需禁饮食者除外
活动指导	• 术后患者取平卧位，经静脉穿刺者穿刺侧下肢伸直制动 6～8 小时，经动脉穿刺者则需制动 12～24 小时 • 卧床期间指导患者做踝泵运动，促进静脉回流，可轴线翻身 • 根据手术情况，充分了解手术以及恢复情况，综合考虑决定下床时间，原则上应尽早下地，需重症监护患者在充分评估下带气管插管可床旁高坐位；病情稳定患者拆除加压包扎后即可下地活动

续表

活动指导	● 下床后活动量不宜过大，需循序渐进 ● 避免腹压增高的动作，如咳嗽及用力排便，避免下蹲动作

5. 静脉曲张术后早期饮食指导和活动指导 静脉曲张手术治疗方法分为传统手术和微创手术。传统手术为全麻下大隐静脉高位结扎及静脉剥脱术，微创手术有局麻或硬膜外麻醉下静脉腔内激光灼闭术、静脉腔内射频闭合术、透光直视旋切术等。静脉曲张术后早期饮食和活动指导见表 3-8。

表 3-8　静脉曲张术后早期饮食和活动指导

饮食指导	● 全麻术后 6 小时无恶心、呕吐等不适后可进食，局麻术后若无不适可直接进食 ● 进食低脂、富含纤维素和维生素的食物，保持大便通畅 ● 维持正常体重，避免因超重造成腿部静脉负担增加
活动指导	● 全麻术后患者去枕平卧，患肢抬高 20～30cm，避免膝下垫枕，防止压迫腘静脉而影响回流 ● 床上进行踝泵运动，避免过于劳累造成出血 ● 根据手术方式决定下地时间，微创患者术后即可下地，传统手术一般 24 小时后；为促进静脉回流，卧床时患肢需抬高 ● 术后弹力绷带加压包扎，拆除弹力绷带后选择尺寸合适的梯度弹力袜，使用梯度弹力袜 3 个月以上可确保静脉完全粘连、闭合、吸收，有效避免闭合静脉的再通 ● 出院后避免久站、久坐，避免"跷二郎腿"；3 个月内避免剧烈运动，注意患肢保暖

6. 深静脉血栓栓塞术后早期饮食指导和活动指导 深静脉血栓栓塞性疾病手术治疗方法有介入治疗和手术取栓。

介入治疗有经导管接触性溶栓治疗、经皮机械性血栓清除术和经皮腔内血管成形术及支架植入术。为预防和减少肺栓塞的发生，部分患者可植入下腔静脉滤器。术后早期饮食和活动指导见表 3-9。

表 3-9　深静脉血栓栓塞术后早期饮食和活动指导

饮食指导	• 术后多饮水，建议每天饮水量不少于 1500ml，促进造影剂排泄，避免造影剂肾病的发生，也有利于稀释血液浓度 • 进食低脂、低盐，富含纤维素的食物，保持大便通畅
活动指导	• 绝对卧床休息，患肢制动，抬高 20～30cm，床上活动避免动作过大，避免按摩患肢，避免用力排便 • 传统手术患者术后卧床休息 1～2 周，下床活动时使用梯度弹力袜，避免久站、久坐，避免长时间保持同一姿势，避免穿紧身裤，休息时患肢应抬高 • 下腔静脉滤器植入患者，穿刺处加压包扎，穿刺侧下肢伸直制动 12 小时 • 经导管溶栓患者，置管治疗期间穿刺侧下肢伸直制动；在拔除导管和导管鞘后，穿刺侧下肢伸直制动 24 小时 • 机械性血栓清除术患者、手术取栓患者，穿刺侧下肢伸直制动 24 小时 • 文献报道，在抗凝治疗充分和穿戴梯度弹力袜的情况下，早期下床行走可以减轻腿部疼痛和水肿，提高生活质量

二、静脉血栓栓塞症

（一）深静脉血栓形成

深静脉血栓形成（deep venous thrombosis，DVT）的危险因素见表 3-10。

表 3-10　深静脉血栓形成的危险因素

主要原因	常见高危因素
血液高凝状态	高龄、肥胖、创伤、大手术、分娩、恶性肿瘤、服用避孕药、吸烟、红细胞增多症、人工血管或血管腔内移植物、遗传性凝血功能异常等
静脉壁损伤	创伤、手术、反复静脉穿刺、化学性损伤、感染性损伤等
静脉血流缓慢	长期卧床、术中应用止血带、制动、久坐、长途旅行、心房颤动、既往 VTE 病史等

（二）深静脉血栓形成好发部位

深静脉血栓形成好发部位见表 3-11。

表 3-11　深静脉血栓好发部位

发生部位	发生率（%）
远端静脉	40
股总静脉	20
股静脉	20
腘静脉	16
髂静脉	4

（三）深静脉血栓好发的肢体

DVT 多发于左下肢，为右侧的 2~3 倍。可能与左髂总静脉行径较长，右髂总动脉跨越其上，使左髂总静脉受到不同程度的压迫有关。

（四）上、下肢深静脉血栓形成的临床症状

1. 上肢深静脉血栓形成　血栓局限于腋静脉的患者，一般出现前臂和手部水肿、胀痛。血栓发生在腋－锁骨下静脉的患者，会出现整个上肢水肿，患侧肩部、锁骨上和前胸壁浅静脉扩张。上肢下垂时，水肿和疼痛加重；抬高后减轻。

2. 下肢深静脉血栓形成　最为常见，根据血栓形成的解剖部位分型如下。

（1）中央型：髂静脉、股静脉血栓形成，起病急骤，全下肢明显水肿，患侧髂窝、腹股沟三角区有疼痛和压痛，浅静脉扩张，患肢皮温及体温均升高。多发于左侧。

（2）周围型：包括股静脉或小腿深静脉血栓形成。局限于股静脉的血栓形成，主要特征为大腿肿痛，由于髂－股静脉通畅，故下肢水肿往往并不严重。局限于小腿部的深静脉血栓形成的临床特点：突然出现小腿剧痛，患足不能着地踏平，行走时症状加重；小腿水肿且有深压痛，做距小腿关节过度背屈试验可致小腿剧痛（Homans 征阳性）。

（3）混合型：即全下肢深静脉血栓形成。主要表现：全下肢明显水肿、剧痛，腹股沟三角区、腘窝、小腿肌层都可有压痛，常伴有体温升高和脉率加速（股白肿）。如病程继续进展，肢体极度水肿，对下肢动脉造成压迫以及动脉痉挛，导致下肢动脉血供障碍，出现足背动脉和胫后动脉搏动消失，进而小腿和足背出现水疱，皮肤温度明显降低并呈青紫色（股青肿），如不及时处理，可发生静脉性坏疽。

（五）肺栓塞的临床症状

肺栓塞（pulmonary embolism，PE）是 DVT 形成后最危险的并发症，主要表现为呼吸困难、胸痛、咯血，即肺栓塞三联征。

若大块栓子阻塞肺血管床,肺血管痉挛,心排血量急剧下降,血压下降,患者出现一过性脑供血不足、晕厥、休克,甚至猝死。

(六)深静脉血栓形成的辅助检查

深静脉血栓形成常用的辅助检查见表3-12。

表 3-12 深静脉血栓形成常用辅助检查

项目	效果	适用范围
血浆 D- 二聚体	灵敏度较高、特异度较差	用于急性 VTE 的筛查,特殊情况下 DVT 的诊断、疗效评估,VTE 复发风险评估
彩色多普勒超声	灵敏度、准确性均较高	DVT 诊断的首选方法,用于筛查和监测
螺旋 CT 静脉成像	准确性高	用于腹部、盆腔和下肢深静脉血栓形成的诊断
磁共振静脉成像(MRV)	能准确显示髂静脉、股静脉、腘静脉血栓,但不能很好地显示小腿静脉血栓	用于诊断腘静脉、股静脉及髂静脉血栓形成
数字减影血管造影(DSA)下行静脉造影	准确率高,可有效判断有无血栓、血栓范围、部位、形成时间和侧支循环情况	是诊断下肢 DVT 的"金标准"

(七)深静脉血栓形成诊断流程

中华医学会外科分会血管外科学组于2017年发布的《深静脉血栓形成的诊断和治疗指南(第三版)》提出了 DVT 可能性评估诊断流程(图3-17),对于血栓发病因素明显、症状及体征典型的患者，首选超声检查。当患者无明显血栓形成的诱因、症状及体征不典型、Caprini 或 Wells 评分为低风险者，行血浆 D- 二聚体检测，阴性者排除血栓形成诊断；阳性者，尤其 D- 二聚体值进行性升高者需进一步行超声检查。

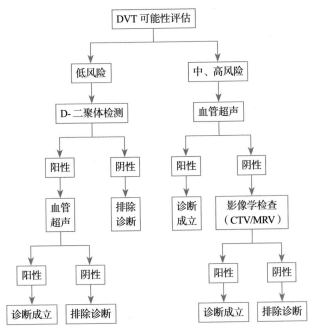

▷ 图 3-17　深静脉血栓形成诊断流程
注：CTV，CT 静脉成形；MRV，磁共振静脉成像。

（八）静脉血栓栓塞症的药物治疗

用于治疗静脉血栓栓塞症（venous thromboembolism，VTE）的主要抗凝药物的使用方案及不良反应见表 3-13。

表 3-13 常见抗凝药物使用方案及不良反应

药物分类	常见代表药物	使用方案	不良反应
肝素类	普通肝素	● 静脉泵入，静脉泵配制方法：普通肝素 12 500U 加生理盐水 48ml 配制成 50ml ● 定时监测凝血功能，根据活化部分凝血活酶时间（APTT）值调整用量，保证用药效果并预防出血 ● 不达标期每 4~6 小时监测凝血功能结果，稳定后改为 2 次/天，必要时 1 次/天	● 易引起自发性出血，表现为各种黏膜出血、关节腔积血和伤口出血等 ● 偶可引起变态反应及肝素诱导的血小板减少症（HIT）
	低分子量肝素：依诺肝素钠注射液（克赛）、那屈肝素钙注射液（速碧林）、达肝素钠注射液（法安明）等	● 给药频率：2 次/天，根据体重计算剂量，皮下注射 ● 无需监测凝血功能	● 自发性出血，注射部位瘀点、瘀斑或坏死、疼痛 ● 偶可见 HIT、变态反应
维生素 K 拮抗药	华法林	● 常规每天 16 : 00 口服 ● 起效速度慢，需与其他抗凝药物重叠至少 2~3 天 ● 易受食物或药物影响，需定时监测国际标准化比值（INR），保证用药效果及预防出血	● 过量易致各种出血，早期表现为瘀斑、紫癜、牙龈出血、鼻出血、伤口出血经久不愈、月经量过多等 ● 偶有恶心、呕吐、腹泻、瘙痒性皮疹、变态反应及皮肤坏死

续表

药物分类	常见代表药物	使用方案	不良反应
凝血酶抑制药	达比加群酯、水蛭素、阿加曲班等	● 常用药物达比加群酯，口服给药，成人推荐剂量为每天口服 300mg，即每次 1 粒，每天 2 次 ● 轻中度肾功能不全者无需调整剂量	● 出血、贫血、丙氨酸氨基转移酶升高等
因子 Xa 抑制药	利伐沙班、黄达肝癸钠等	● 常用药物利伐沙班：急性期深静脉血栓形成的初始剂量是前 3 周 15mg，每天 2 次；之后维持治疗剂量是 20mg，每天 1 次 ● 利伐沙班 10 毫克／片，因生物利用度高，餐前、中、后服用均可；15 毫克／片和 20 毫克／片，因生物利用度低，餐中服用更好 ● 无需常规监测凝血功能	● 出血所致贫血，肝功异常，恶心 ● 偶见心动过速、头晕、头痛、便秘、腹泻、腹痛、皮疹等不良反应

（九）华法林的应用

1. 使用华法林时要和其他药物进行桥接　华法林是一种香豆素类口服抗凝药，主要用于防治血栓栓塞性疾病，防治血栓形成或进展。

华法林化学结构同维生素 K 相似，其抗凝作用的机制是竞争性拮抗维生素 K 的作用，抑制维生素 K 依赖性凝血因子的合成，包括因子 Ⅱ、Ⅶ、Ⅸ、Ⅹ，延长凝血酶原时间，达到抗凝作用。待体内已合成的上述凝血因子耗竭后（需要 2~3 天），华法林才能发挥作用，因此，口服华法林真正起到抗凝作用需要 2~3 天的时间。

2. 华法林的使用和监测 华法林是目前临床上常用的口服抗凝药。但该药起效慢，疗效易受年龄、个体差异、药物相互作用、日常饮食、自身疾病状况等诸多因素影响，需要监测剂量才能达到治疗效果。

临床上常通过定期监测国际标准化比值（international normalized ratio，INR）来判断治疗是否达标和指导剂量调整，一般需保持 INR 在 2.0~3.0。在最初调药的 1~2 周内，根据个体化情况抽血监测 INR 并调整药物剂量，大部分患者频率为 2 次/周，个别与目标值差异较大的患者甚至需要每天 1~2 次。在 INR 值基本达标稳定后，可改为 1 次/周，逐渐过渡至 1 次/（2~4）周，之后最长可过渡至 1 次/3 个月。

3. 影响华法林抗凝作用的食物和药物 见表 3-14。

表 3-14 影响华法林抗凝作用的食物和药物

作用	食物	药物
增强其抗凝作用	大蒜、葡萄柚、鱼油、芒果、木瓜等	抗血小板类（阿司匹林）、非甾体抗炎药（吲哚美辛、水杨酸钠、保泰松、对乙酰氨基酚等）、他汀类药物、胺碘酮、甲硝唑、别嘌呤醇、红霉素、氯霉素、头孢菌素类、某些氨基糖苷类抗生素、西咪替丁、右旋甲状腺素、乙醇、氯丙嗪、苯海拉明、甲状腺素、胰高血糖素、奎尼丁、来氟米特、奎宁、甲苯磺丁脲等；多种中药，尤其是具有活血化瘀功效的药物，如当归、丹参、三七、红花、银杏制剂、黄连、益母草等

续表

作用	食物	药物
减弱其抗凝作用	绿叶蔬菜、水果等富含维生素 K 的食物，如椰菜、芽菜、包心菜、莴苣叶、绿芥菜、荷兰芹、菠菜叶、薄荷叶、黄瓜皮、西兰花、青椒、梨、苹果、桃、桔子、猕猴桃等；另外还有绿茶、酸奶酪、胡萝卜、西红柿、豆类、大豆油、菜籽油、橄榄油、猪肝、蛋黄、开心果、海藻等	维生素 K 类、巴比妥类、苯妥英钠、卡马西平、口服避孕药、雌激素、利福平、皮质激素、氯噻酮、扑米酮、螺内酯等

（十）长期使用抗凝药的注意事项

抗凝治疗是预防深静脉血栓形成复发的关键，在使用过程中需要注意如下事项。

（1）按时、按量服用抗凝药物，不可私自减药或停药。

（2）按要求进行复查，根据医嘱监测凝血功能，由医生来进行抗凝药物调整。

（3）做好用药期间观察：观察皮肤黏膜是否有出血，是否有皮肤出血点、牙龈出血、鼻腔出血等；观察是否有胃肠道出血，是否有血尿、黑便；女性患者需注意是否有月经量增多等。

（4）高血压者，需要控制血压稳定，防止血压突然增高引起颅内出血等严重并发症。

（5）嘱患者勿做挖耳、抠鼻等动作，修剪好指甲避免抓伤皮肤导致出血。

（6）活动时注意安全，预防跌倒或磕碰，以免导致外伤部位出血。

（7）饮食上注意避免冷、硬、辛辣等刺激性食物；对于刺激胃肠的药物尽量避免服用，若必须口服，可遵医嘱酌情加服抑酸或胃黏膜保护药，预防胃肠道出血。

（十一）关于 APTT 和 INR

APTT 和 INR 的临床意义见表 3-15。

表 3-15　APTT 和 INR 的意义

指标	中文名称	正常范围	需进行监测的药物
APTT	活化部分凝血活酶时间	23.3～32.5 秒（凝固法）	普通肝素
INR	国际标准化比值	0.86～1.14（凝固法）	华法林

（十二）各类抗凝药物过量的拮抗方法

常见抗凝药物过量的拮抗方法见表 3-16。

表 3-16　常见抗凝药过量的拮抗方法

药物	拮抗药物	给药方式
肝素	鱼精蛋白	缓慢静脉注射
华法林	维生素 K	首选深部肌内注射

（十三）溶栓治疗及溶栓过程中的观察要点

1. 溶栓治疗　包括全身静脉溶栓和导管接触性溶栓。经导管直接溶栓术是腔内治疗技术之一，在超声或静脉造影监视引导下穿刺相应静脉，顺行或逆行将溶栓导管置入血栓内，通过导管的侧孔持续脉冲式注入溶栓药物，与血栓充分接触，使溶栓效果更好，同时降低出血并发症发生率，较经周围静脉给药溶栓更安全。常用溶栓药物包括尿激酶、重组型人纤溶酶原激活物等。

2. 溶栓过程中的观察要点

（1）观察用药效果：下肢水肿、疼痛改善情况，皮肤温度及色泽的改变等。

（2）观察有无药物不良反应（表3-17），发现异常应立即报告医生，给予相应处理。

表3-17　溶栓、抗凝药物常见不良反应

不良反应	具体表现
变态反应	寒战、发热、皮疹等
低血压	收缩压低于 90mmHg
出血	皮肤黏膜出血、血尿、便血、咯血、鼻腔或牙龈出血、穿刺点渗血、皮下有瘀点或瘀斑等
HIT	血小板计数降低（低于 $50 \times 10^9/L$），可伴有血栓形成或弥散性血管内溶血
其他	头痛、胃肠道反应等不适症状

（3）遵医嘱定时采集血样进行实验室检查，检查结果及时通知医生，及时调整用药量及异常情况的处理（表3-18）。

表3-18　监测项目及处理措施

监测项目	结果	处理措施
APTT	偏离正常值的 1.5～2.5 倍	调整抗凝药物用量

续表

监测项目	结果	处理措施
纤维蛋白原（Fbg）	低于 1.0g/dl	溶栓需慎重，注意补充纤维蛋白原
	低于 0.5g/dl	停止溶栓，补充纤维蛋白原
血红蛋白定量	下降明显或出现消化道、脑出血等症状	停止溶栓，输注红细胞
D-二聚体	升高	提示溶栓有效
血小板计数（PLT）	降低，低于 $50 \times 10^9/L$	停用所有肝素类药物，改用新型抗凝药物，如阿加曲班、利伐沙班等

（4）观察血压变化：对于高血压患者，定时监测血压变化，溶栓过程中需通过药物将血压控制在理想范围内，预防脑出血等危及患者生命的并发症。

（十四）深静脉血栓常规护理要点

1. **遵医嘱活动** 患者发生急性下肢深静脉血栓形成后，在充分抗凝、医护共同评估的情况下进行活动，并观察活动后患肢疼痛或水肿情况，若症状加重及时告知主管医生。

2. **测量腿围** 遵医嘱每天测量并记录患者双下肢腿围变化，并与之前测量值进行对比。测量部位为髌骨上 10cm（大腿围）、胫骨结节下 10cm（小腿围）（图 3-18）。

3. **患肢护理** 抬高患肢，促进静脉回流并降低静脉压，从而减轻疼痛和水肿。禁止局部按摩和热敷，防止栓子脱落。

4. **疼痛护理** 遵医嘱给予有效镇痛措施，并评估镇痛效果。

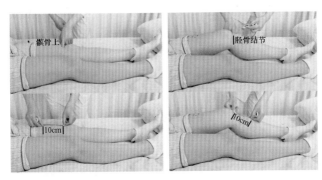

▶ 图 3-18 双下肢腿围测量部位

5. 二级梯度弹力袜　与医生共同评估患者是否可使用治疗型梯度弹力袜。

6. 遵医嘱使用抗凝药物　遵医嘱监测用药效果及不良反应。定时监测血液指标，调整药物用量。

7. 皮肤护理　保持皮肤清洁干燥，经常变换体位，预防皮肤压力性损伤。

8. 饮食护理　根据病情给予低脂、富含纤维素饮食，保持大便通畅。病情许可时，嘱患者多饮水，有利于稀释血液，改变血液黏稠度。

9. 心理护理　主动关心患者的病情变化，消除其思想压力，帮助其树立战胜疾病的信心。

10. 戒烟　指导患者戒烟，并远离吸烟环境。

三、血管外科患者的疼痛

(一)疼痛简介

国际疼痛研究学会（International Association for the Study of Pain，IASP）指出：疼痛是一种与组织损伤或潜在

组织损伤相关的感觉、情感、认知和社会维度的痛苦体验。作为五大生命体征中唯一一个主观感受或体验，疼痛既是机体对周围环境的保护及防御性反应，又常是许多疾病的伴随症状。

疼痛如果不能得到及时有效的处理，将会从生理、心理等多个方面影响患者的健康和疾病康复，导致其功能受限、生活质量降低、情绪低落，甚至产生心理问题，并会增加并发症和医疗成本。

（二）疼痛评估

1. 疼痛评估的意义　疼痛不是身体损伤程度的简单反应。感知疼痛的质和量，还取决于个体以往的经历和记忆、对疼痛的认识、心理状态、社会文化背景和宗教信仰等多个因素。因此，疼痛是受病理、生理、心理、文化背景和生活环境等诸多因素的影响，中枢神经系统对这些信息进行调整和处理，最终得出的主观感受。

疼痛评估是指在疼痛治疗前后及过程中，利用一定的方法测定患者的疼痛强度、类型、性质、部位等信息，为临床病情评估、治疗方案制订提供科学依据。疼痛评估是护士的基本工作职责，应贯穿治疗的全过程，评估方法应与患者的年龄相符，评估过程也是护士与患者交流并对其进行宣教的过程。不仅要评估患者静息状态时的疼痛，还要综合评估患者在深呼吸、咳嗽、下床活动等动态状态时疼痛强度的变化，以及对患者生活质量的影响和药物疗效、不良反应。评估后还要规范记录。

（1）疼痛评估"金标准"：充分信任患者主观描述。

（2）生理和行为不是反映疼痛的最灵敏或最特异指标。

（3）疼痛评估是每位护士必须掌握的基本技能。

2. 疼痛评估的工具　作为第五生命体征的疼痛需要借

助特殊的工具来衡量。评估工具分为自我报告型工具和行为评估工具。单维和多维疼痛评估工具,因仅适用于具有交流能力(包括言语和非言语交流)的患者,又被称为患者自我报告型疼痛评估工具。单维疼痛评估工具仅被用来衡量疼痛强度,而多维疼痛评估工具除了测量疼痛强度,还可评估疼痛部位、性质、疼痛对患者的影响等方面。

(1)无交流能力的患者,采用客观疼痛评估法,如行为疼痛量表(behavioral pain scale,BPS)、重症监护疼痛观察工具(critical—care pain observation tool,CPOT)、非语言疼痛评估工具(nonverbal pain assessment tool,NPAT)、非语言成人疼痛评估量表(nonverbal adult pain assessment scale,NVPS),以及疼痛评估和干预符号法则(pain assessment and intervention notation algorithm,PAIN)等。

(2)具备交流能力的患者,采用主观疼痛评估法,如疼痛程度数字分级评分法(numerical rating scale,NRS)、视觉模拟评分法(visual analogue scale,VAS)、语言分级评分法(verbal rating scale,VRS),以及面部表情疼痛评估法(faces pain scale,FPS)等。

(3)同一住院患者应使用同一种疼痛评估工具。

(4)疼痛评估应持续、动态开展。

3. 常用疼痛评估工具的使用

(1)BPS:BPS 是由法国学者于 2001 年专为 ICU 机械通气的患者研究设计的。护士使用 BPS 完成疼痛评估需要 2~5 分钟。分数越高说明患者的疼痛程度越高。BPS 在非插管但不能主诉疼痛的患者中不能应用,因此国外学者将其改良为 BPS-NI(behavioral pain scale-non intubated)。我国使用中文版行为疼痛评估量表(BPS-C)(表 3-19),已经完成信效度进行验证,BPS-C 适合中国患者使用。

表 3-19 中文版行为疼痛评估量表（BPS-C）

观察指标	描述	评分
面部表情	表情放松	1
	部分紧绷（如皱眉）	2
	完全紧绷（如眼睛紧闭）	3
	面部扭曲	4
上肢活动	没有活动	1
	部分弯曲	2
	完全弯曲且手指弯曲	3
	完全回缩	4
呼吸机的顺应性（气管插管患者）	耐受呼吸机	1
	咳嗽但耐受	2
	人机对抗	3
	无法控制通气	4
发声（非气管插管患者）	无异常发声	1
	呻吟≤3次/分且每次持续时间≤3秒	2
	呻吟>3次/分且每次持续时间>3秒	3
	哭泣，或使用"哦""哎呦"等言语抱怨，或屏住呼吸	4

BPS 的应用案例：患者李某，男性，76 岁。左侧基底核脑出血，血压（BP）144/92mmHg，体温（T）36.8℃，呼吸（R）11 次/分，经口气管内插管，机械通气，意识清醒。护士为其翻身时，患者出现皱眉、呛咳等反应，左手握拳，呼

吸机尚未出现报警状态。应用 BPS 评分结果如下："面部表情" 2 分，"上肢活动" 3 分，"呼吸机的顺应性" 1 分，总分6 分。

此外，对于无交流能力、有监护条件的患者，应强调生理指标的观察，即生命体征（收缩压、心率和呼吸频率）和生理反应（皮肤、瞳孔反射、出汗、面红、苍白等）。

（2）VRS：VRS 由形容疼痛的词语构成，有多个版本，有 4 级评分法、5 级评分法和 6 级级评分法（表 3-20），但常用的是 5 级评分法。VRS 容易被患者理解，但低等级VRS 精确度不够，有时患者很难找出与其疼痛强度相对应的词语。

表 3-20　常用的 VRS 评分法

常用的 VRS 评分法		
4 级	5 级	6 级
无痛 轻度痛 中度痛 剧痛	无痛 轻度痛 中度痛 重度痛 剧痛	无痛 轻度痛 中度痛 重度痛 剧痛 难以忍受的痛

（3）单维疼痛评估工具的联合应用：单维疼痛评估工具种类较多，临床应用时可将数种工具印在同一张单页上，便于护士根据患者的社会文化背景及喜好，采用患者容易理解及擅长使用的工具。下面列举了 NRS、VRS 和修订版FPS（faces pain scale-revised，R-FPS）联合应用的范例（图3-19）。单维疼痛评估工具联合使用更加便捷，临床应用较为广泛。

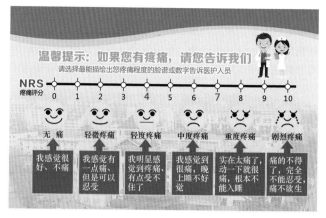

> 图 3-19　NRS、VRS 和 R-FPS 联合应用

　　记录方法：使用 VAS 时，记录从起点至记号处的距离长度，并在数字后标注度量单位（mm 或 cm）。使用 0～10 NRS 时，直接记录数字。使用 Wong Backer FPS 和 R-FPS 时，记录与脸谱所对应的"0、2、4、6、8、10"数值。使用 6 级 VRS 时，可将描述疼痛强度的 6 个词语对应记录为"0、2、4、6、8、10"数值，以与 0～10 NRS、Wong Backer FPS 或 R-FPS 的记录数值相对应。

（三）疼痛的处理

　　1. 疼痛的处理原则
　　（1）全面、正确、持续地评估患者的疼痛。
　　（2）消除和缓解疼痛。
　　（3）协助病因治疗和及时正确用药。
　　（4）社会心理支持和健康教育。
　　2. 疼痛的药物治疗　药物治疗是疼痛管理中最常用的干预措施。执行药物治疗医嘱及给药后进行病情观察和评估是护理工作的基本内容之一。护理人员必须充分具备镇痛药物知识，特别注意患者是否有抗凝治疗等，确保安全优质地开展疼痛药物治疗的护理工作。常用的镇痛治疗药物可分为解热镇痛药、阿片类药物、抗惊厥药、抗抑郁药、局部麻醉药和其他可用于疼痛治疗的药物。血管外科常用的镇痛药物（表 3-21）。

表 3-21　血管外科常用镇痛药物

	镇痛作用	用法用量	不良反应
吗啡	高选择性、高效、范围广、作用较持久，同时起镇静作用，对钝痛、锐痛、内脏绞痛均有效，对钝痛的抑制作用最强。改变情绪反应，提高机体对钝痛的耐受性，部分患者产生欣快感	口服、皮下、静脉等，成人常用量 5～15 毫克/次	皮肤瘙痒、恶心、呕吐、呼吸抑制、便秘、排尿困难、嗜睡、心动过缓、直立性低血压等。连用 3～5 天即产生耐受性，易成瘾。过量会急性中毒
盐酸哌替啶	镇痛强度是吗啡的 1/10～1/8，但药效出现较迟，维持时间较短，成瘾性较轻	成人口服 50～100 毫克/次，200～400 毫克/天；成人肌内注射 25～100 毫克/次，100～400 毫克/天	头晕、头痛、出汗、口干、呕心、呕吐等
布桂嗪	速效镇痛药，为吗啡作用的 1/3，但比解热镇痛药强，为氨基比林的 4～20 倍。对皮肤、黏膜、运动器官（包括肌肉、关节、肌腱等）等部位的疼痛有明显的抑制作用。与吗啡相比，本品不易成瘾，但有不同程度的耐受性。适用于炎性疼痛、神经痛、外伤性疼痛、手术后疼痛及癌痛（属二阶梯镇痛药）等	成人口服 30～60 毫克/次，3～4 次/天或痛时服用，口服 10～30 分钟起效	少数患者可出现恶心、眩晕或困倦、黄视、全身发麻等，停药后可消失

续表

	镇痛作用	用法用量	不良反应
芬太尼	纯阿片受体激动药,主要治疗作用为镇痛和镇静。耐受性的发展速度存在极大的个体差异	局部镇痛辅助用药1.5~2.0μg/kg	可出现眩晕、恶心、呕吐、焦虑、寒战、胆道括约肌痉挛等,反复使用可出现耐药性、身体依赖性和心理依赖
布洛芬	非甾体抗炎药,主要治疗作用为抗炎和镇痛	轻中度镇痛0.2~0.4克/次,4~6小时1次,每天最大量2.4g	可出现胃部不适、溃疡,甚至出血,特别注意评估脑卒中、心肌梗死发生风险

3. 疼痛的非药物治疗 对于血管外科患者术后轻度疼痛,应用镇痛药物是缓解疼痛的主要方法。对于重度疼痛患者,多模式镇痛是最佳的治疗方式。但对于轻度疼痛患者,有时仅运用非药物镇痛治疗即可缓解疼痛。放松疗法、冥想或深呼吸、心理疗法、物理疗法、经皮神经电刺激疗法和中医疗法等均属于疼痛的非药物治疗方法(表3-22)。

表3-22 疼痛的非药物疗法

非药物疗法	具体内容
音乐疗法	能降低术后应用镇痛药物的用量,需要结合患者病情、喜好、背景选择合适的音乐形式和种类
分散注意力疗法	又称分心镇痛法,需要获得患者的信任和参与,不可以中断药物治疗,并非所有患者适用这种方法
意向法	适用于能够专注于想象或有强烈宗教信仰的患者

续表

非药物疗法	具体内容
经皮神经电刺激	借助相关仪器缓解术后疼痛、周围血管功能不全等
热疗法	能舒张血管，增加局部血流量，降低痛觉神经兴奋性
中医治疗	敷贴、针灸、推拿等
心理干预	疼痛与心理因素互为影响

（四）疼痛的护理

护士在血管外科患者疼痛管理中扮演着十分重要的角色。首先，护士是整个诊疗队伍中与患者联系最密切、最了解患者病情的人，能及时发现患者生理、心理等多层面的问题。其次，促进和维持患者舒适及缓解疼痛是护理的基本目标。再次，疼痛治疗与效果评价首先依赖于护士及时动态地观察与评估。最后，护士参与疼痛治疗方案的制订与修改，实施药物及非药物镇痛措施，以确保治疗的合理性和个体化。护士通过疼痛评估、病情监测、给予镇痛药物、疗效评估、不良反应观察、采取非药物干预措施及健康宣教等工作，在多学科合作的疼痛管理中发挥主体作用。

护士在医生的督导下，在患者宣教、疼痛评估、及时实施药物干预，尤其是对"需要时使用（pro re nata，PRN）"镇痛医嘱的执行和非药物干预措施中发挥了充分作用。

（1）常规、动态、持续地评估疼痛：在患者入院时进行疼痛筛查；在住院过程中动态评估疼痛；在实施镇痛措施后，评估镇痛效果和药物不良反应。

（2）制订疼痛护理计划：制订疼痛护理计划需要医疗团队其他成员以及患者与家属参与。护士综合患者疼痛的病因、疼痛状况、应对疼痛的方式、镇痛期望值及社会文化背景等因素，帮助患者确定合适的疼痛治疗目标。根据疼痛治疗目标，制订疼痛护理计划。

（3）避免加重或诱发疼痛的因素，提供舒适护理：提倡戒烟禁烟，烟叶中的烟碱（尼古丁）能够使血管收缩，加重肢体缺血，而肢体远端缺血会加重患者的疼痛。另外，精神因素（如焦虑、恐惧等）、环境因素（如噪声、空气污浊等）及不恰当的姿势都会加重疼痛。具体护理措施如下。

1）加强心理护理，帮助患者消除焦虑、恐惧等情绪。

2）保持病室安静，光线、温湿度适宜。

3）帮助患者取舒适卧位，指导患者放慢活动步调。

（4）恰当实施药物镇痛措施

1）护士应掌握正确的给药时机、途径和方法，如口服、静脉推注、静脉泵入、肌内注射等。给予缓释片时，要指导患者整片吞服。

2）多种药物联合应用时，注意观察药物间的相互作用。

3）做好特殊镇痛方式（如患者自控镇痛和硬膜外镇痛）的护理。

4）评估镇痛药物治疗的不良反应，观察及处理并发症。

（5）指导患者采取非药物镇痛措施缓解疼痛。

（6）患者及其家属宣教。

1）充分向患者告知镇痛相关信息，消除其错误观念，让患者及其家属参与镇痛治疗和护理计划的制订，是实现有效镇痛的前提。

2）护士首先要了解患者及其家属的文化程度、理解能力，采取恰当的方法开展宣教，如疼痛治疗的并发症及处理措施。

3）疼痛知识宣教需贯穿患者的整个住院过程。出院时，护士应向患者开展出院宣教，包括疼痛治疗方案、并发症的观察等。

（7）记录：在护理记录单上记录疼痛评估结果、采取的药物和非药物镇痛措施、干预效果、并发症处理措施及结果、疼痛健康宣教的落实及效果等内容。

（五）患者主诉肢体疼痛的处理方法

肢体疼痛是血管外科的常见症状，主要是由动脉供血不足或静脉回流障碍所致，通常分为动脉性和静脉性两大类。处理的前提是要依据患者具体情况确认疼痛的类型及大致原因（表3-23）。

表 3-23　血管外科肢体疼痛常见疾病及原因

分类	常见疾病	疼痛原因
动脉性疼痛	● 下肢动脉硬化闭塞症 ● 血栓闭塞性脉管炎 ● 急性动脉栓塞	● 动脉缺血 ● 动脉痉挛 ● 动脉栓塞刺激
静脉性疼痛	● 深静脉血栓形成 ● 浅表性血栓性静脉炎	● 静脉炎性反应 ● 静水压增高引起组织水肿

1. 动脉性疼痛的相应处理

（1）下肢动脉硬化闭塞症

1）疼痛原因：肢体出现慢性或急性缺血时，由于末梢血管的灌注减少，组织细胞无氧代谢产物聚集，炎症介质释放以及缺血本身导致外周感觉神经轴突或末梢的损伤，促发一系列神经元产生自发电活动，冲动传导至特定的中枢系统产生痛觉反应。

2）疼痛处理

A. 体位：疼痛发作时卧床休息，使患肢下垂，安置在低于心脏平面位置，一般下垂15°左右，避免肢体剧烈活动，有利于增加血液流入肢体。若患者被动强迫体位，注意观察、保护患者受压皮肤。可以使用支被架架起被子，防止压迫患肢。

B. 冬天注意患肢保暖，禁止热水泡脚，禁止使用热水袋。

C. 神经阻滞：应用神经阻滞自控镇痛治疗下肢动脉硬化闭塞症所致的疼痛，有一定疗效。注意观察术后并发症，如穿刺部位局部组织刺激症状等。

D. 用药护理：中至重度疼痛遵医嘱采用疼痛的分阶梯疗法（详见前文疼痛的药物治疗）。

（2）血栓闭塞性脉管炎

1）疼痛原因：疼痛早期源于动脉痉挛，因血管壁和周围组织内神经末梢感受器官受刺激所引起，疼痛一般并不剧烈。进展期疼痛剧烈而持续，主要由于中小动脉持续痉挛后内膜增生导致肢体远端缺血。晚期疼痛属坏疽性疼痛，由于患肢的营养障碍导致趾（指）端溃疡形成而引起。

2）疼痛处理

A. 患肢护理：注意防止肢体碰伤、刺伤、压伤和擦伤，鞋袜大小要合适。寒冷季节要注意保暖，不宜在室外长时间停留，以免冻伤。不应使用热疗，以免因组织需氧量增加而加重缺血症状。若患者在疾病早期即出现间歇性跛行，应要求患者多休息，减少活动量。患肢水肿者应卧床休息，并抬高患肢。

B. 运动疗法：平卧位，患肢抬高 45°，维持 1~2 分钟，然后坐起，患肢下垂床边 2~5 分钟，并做足部旋转、伸屈运动 10 次。最后患肢放平休息 2 分钟。每次重复练习 5 组，每天练习数次。

C. 饮食干预：鼓励患者多食高热量、高维生素、高蛋白的食物，加速创面愈合，提高机体新陈代谢的能力，避免因营养不良加剧疼痛。

（3）急性动脉栓塞

1）疼痛原因：急性动脉栓塞的疼痛部位通常在栓塞部

位的远端，疼痛的原因主要是栓塞刺激动脉壁，通过交感神经舒缩中枢反射引起远端血管及邻近侧支动脉强烈痉挛，使缺血加重，而缺血又加重了动脉痉挛，使疼痛更加剧烈。

2）疼痛处理

A. 患肢护理：适度保暖，促进血液循环，避免使用高温热水袋等直接加热，防止烫伤。

B. 患者自控镇痛（patient controlled analgesia，PCA）：指借助电子镇痛泵，经由静脉、硬膜外、皮下等途径给药，能有效防止药物过量，产生更好的镇痛效果，患者满意度更佳。PCA参数由麻醉科医生设定，护士需要核对泵中的参数设置是否与PCA医嘱单上一致。当发现两者不同时，需要立即采取对策，并告知相关人员。此外，护士需定期查看镇痛泵是否处于功能状态、镇痛泵的操作键是否锁定及镇痛药液的输注量。镇痛泵应用期间，应始终处于锁定状态，以避免被错误触发。另外，护士需要熟悉镇痛泵的程序设置，会识别空气报警、电池即将用完、管道阻塞、药液用完等常见、简单的问题并妥善处理。当遇泵失灵等难以处理的故障时，应立即联系专业人员积极处理并安抚患者。

2. 静脉性疼痛的处理

（1）深静脉血栓形成

1）疼痛原因：主要因血栓刺激静脉壁出现炎症反应和血栓远端静脉急剧扩张，刺激血管壁内末梢神经感受器的缘故。深静脉血栓形成后，深筋膜间隙内压力升高，压迫肌肉引起局部酸痛，但疼痛程度多不严重。深静脉血栓广泛累及静脉丛时，由于髂、股静脉及其侧支全部被血栓阻塞，形成股青肿，而此时若伴有患肢动脉持续痉挛，则形成股白肿，由于动脉缺血的影响，患肢疼痛剧烈。

2）疼痛处理：一般静脉性疼痛没有动脉性疼痛程度高。

A. 急性期嘱患者绝对卧床休息，抬高患肢使之高于心脏水平 20～30cm，促进静脉血液回流。

　　B．疼痛时禁止热敷、按摩患肢。

　　C．急性期血栓形成或有栓塞症状者应给予溶栓治疗。

　　D．给予心理护理，必要时给予镇痛药物。

　　（2）浅表性血栓性静脉炎

　　1）疼痛原因：疼痛主要为促炎因子的刺激所致。常见的诱因有静脉注射药物、浅静脉曲张并发血栓、细菌侵入或外伤等；另有一种游走性血栓性浅静脉炎病因未明，有报道其发生与恶性肿瘤有关。疼痛多呈刺痛或烧灼样，属轻至中度疼痛。

　　2）疼痛处理

　　A．急性期卧床休息，抬高患肢，保护好患肢皮肤，防止搔抓引起破损而导致溃疡及感染。

　　B．使用弹力绷带包扎，以促进静脉回流、缓解静脉痉挛，减轻疼痛。

　　C．患处可给予多磺酸黏多糖乳膏（喜辽妥）外涂或 50% 硫酸镁溶液湿敷。

（六）患者主诉穿刺处伤口疼痛的处理方法

　　1．疼痛原因　术前穿刺或者术后拔管过程中，局部麻醉效果欠佳。

　　2．疼痛处理

　　（1）心理护理：注重心理疗法，心理因素也为致痛因素。术后通过视觉分散法、听觉分散法、触觉分散法以及放松训练等方法转移患者对疼痛的关注。

　　（2）非药物干预措施：保持病房安静舒适，指导患者听音乐、深呼吸等。

　　（3）避免引起患者疼痛加重的因素，如体位不当、操作频繁等。

（4）用药护理：按阶梯给药，原则是多模式、个体化镇痛，按时给药而不是按需给药。轻度疼痛（NRS 评分 ≤ 3 分）患者采取非药物干预措施；中度疼痛（NRS 为 4 ~ 6 分）患者，告知医生并制订可行的疼痛治疗方案，在 2 小时内处理，采取弱阿片类药物结合非药物干预；重度疼痛（NRS 评分 ≥ 7 分）应立即处理，采取强阿片类药物结合非药物干预。

（七）患者主诉弹力绷带处疼痛的处理方法

1. 疼痛原因　股动脉或者股静脉穿刺后常需要弹力绷带加压，患肢伸直制动 12 ~ 24 小时。局部加压位置出现疼痛、不适。

2. 疼痛处理

（1）去除诱因：评估引起疼痛的原因、观察穿刺点远端肢体动脉搏动、穿刺点有无血肿及同侧腹壁腰部有无皮肤瘀斑的情况，必要时通知医生判断是否可以酌情解除或者松解弹力绷带。

（2）疼痛诱因解除后，患者仍无明显缓解时，再次分析原因。若为弹力绷带加压引起的压力性损伤，则按照压力性损伤处理方法进行处理，如变换体位或使用泡沫敷料进行减压缓解。

（八）动脉瘤或主动脉夹层患者主诉疼痛的处理方法

1. 腹主动脉瘤

（1）疼痛原因：瘤壁的张力增加引起动脉外膜和后腹膜的牵引，压迫邻近的躯体神经所致。巨大的腹主动脉瘤压迫脊髓引起腰痛。突然剧烈的腹部疼痛往往是腹主动脉瘤破裂或者急性扩张的特征性表现，需要高度警惕。

（2）疼痛处理

1）一般处理：立即制动，绝对卧床，避免刺激，及时通知医生并给予低流量吸氧（1～2L/min）以改善缺氧症状，监测血压等生命体征变化。

2）给予必要的非药物干预：包括适宜、安静的环境和积极的心理暗示等。

3）用药护理：明确疼痛原因的前提下，经医生确认后根据医嘱用盐酸哌替啶注射液肌内注射 75mg 或吗啡皮下注射 3～5mg，必要时 4～6 小时后重复给药。使用吗啡需注意其有降低血压和抑制呼吸等不良反应。

2. 主动脉夹层

（1）疼痛原因：在主动脉血管壁撕裂假腔形成的过程中，假腔压力增大，使动脉壁外膜神经纤维和动脉壁内膜神经纤维随管壁扩张受牵拉或者毗邻神经受牵拉、挤压，导致剧烈疼痛。此外，主动脉夹层导致内脏或者肢体供血动脉闭塞，引起相应的内脏或肢体缺血性疼痛。该病疼痛特点：90% 患者有突发性胸或背部持续性撕裂样或刀割样剧痛。

（2）疼痛处理

1）一般处理：同腹主动脉瘤所致疼痛。

2）控制血压、心率：当血压得到控制时疼痛才会缓解，术前控制血压，应用血管扩张药。

（九）颈动脉手术后患者出现头痛的处理方法

1. 疼痛原因　颈动脉狭窄术后可能出现脑过度灌注综合征，当重度狭窄被纠正后，脑部灌注增加，会导致脑水肿产生头痛。

2. 疼痛处理　特别注意应及时控制血压，一旦疑有过度脑灌注综合征发生时，应立即报告医生，及时采取措施，遵医嘱控制血压、适当脱水和对症治疗。同时观察患者意识状态，如有意识状态改变，立即行颅脑 CT 检查，排除有无颅内出血发生。

术后轻中度头痛从目前证据来看是一种相对安全的术后症状，但如果患者出现重度头痛，无论单侧或双侧，其出现中枢神经系统合并症状的概率很高，应立即遵医嘱积极行降低颅压治疗。

3. 瞳孔评估以及瞳孔变化可能的原因　瞳孔大小评估见图 3-20。可能导致瞳孔变化的原因见表 3-24。

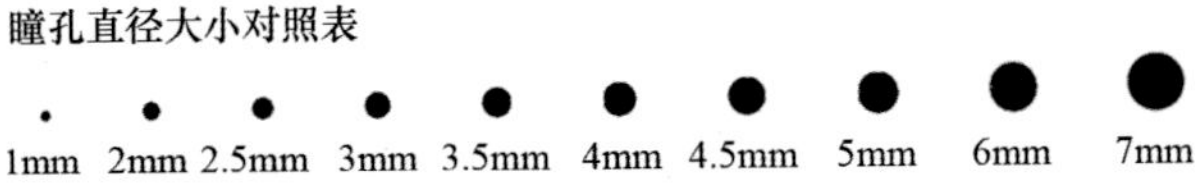

瞳孔直径大小对照表

1mm　2mm　2.5mm　3mm　3.5mm　4mm　4.5mm　5mm　6mm　7mm

▷ 图 3-20　瞳孔评分

表 3-24　引起瞳孔变化的常见原因

表现	可能原因
等大 / 等圆	正常状态
固定且对光反射消失	脑功能障碍（头部外伤或脑卒中）
完全散大且固定	颅内出血
强光时散大，弱光时缩小	脑功能障碍
缩小	药物（阿片类）
反应迟钝	脑功能障碍
大小不等	脑功能障碍、眼部用药、眼部损伤或其他原因

4. 昏迷评估　常用格拉斯哥昏迷量表（表 3-25）。

表 3-25 格拉斯哥昏迷量表

婴儿	反应	儿童 / 成人
睁眼反应		
自发的反应	4	自发的反应
对语言 / 声音有反应	3	对语言有反应
对疼痛有反应	2	对疼痛有反应
无反应	1	无反应
语言反应		
咿呀学语	5	有定向力
激惹哭闹	4	意识模糊
疼痛时哭闹	3	答非所问
疼痛时呻吟	2	不理解
无反应	1	无反应
运动反应		
自发的	6	遵照命令
躲开触摸	5	局部疼痛
躲避疼痛	4	躲避疼痛
异常屈曲	3	异常屈曲
异常伸展	2	异常伸展
无反应	1	无反应

注：14～15 分，正常或轻度功能障碍；11～13 分，中度到重度功能障碍；10 分或以下，严重功能障碍。

（十）患者主诉幻肢痛的处理方法

1. **疼痛原因** 截肢后形成幻肢痛可能是由于中枢神经系统的可塑性改变，尤其是大脑皮质躯体感觉区的功能重组，外周的感觉传入是影响皮质功能重组的主要因素。

2. **疼痛护理**

（1）残肢局部护理：减少残端局部各类刺激传入（特别是术后早期），更有利于控制幻肢痛的程度。常用的镇痛药并不能减少伤害性刺激从外周传入中枢。避免刺激残肢，减少残肢局部按摩就是帮助患者分散注意力的有效方法。可以使用支被架架起被子，减少对残肢的压迫。

（2）心理护理：截肢后初期，患者从心理上难以接受截肢的事实。从心理上给予安慰，生活上给予关心和帮助。结合患者的兴趣，引导其转移注意力，加强肢体的训练是转移注意力的有效办法。

（3）必要时给予药物治疗，首选药物是抗惊厥药物及精神类药物，加强用药过程效果评估，注意药物使用后的不良反应。

（4）术后慢性疼痛：切口愈合一段时间后，此类患者还会出现残肢痛，可定期疼痛门诊随访、治疗。

四、血管外科患者出血

（一）介入手术患者术后出现穿刺点出血的处理方法

1. **出血原因** 经股动脉行介入治疗术后，患者最常见的并发症是穿刺部位出血。穿刺口有出血征象，覆盖伤口的纱布有新鲜血迹均为出血；也可表现为股动脉穿刺处皮下血肿，即穿刺点血液聚集在皮下组织中造成的局部肿大；少数患者穿刺部位出血沿周围间隙流至腹膜后等部位，表现为隐匿性出血。

2. 处理方法

（1）术前向患者及其家属详细讲解手术相关并发症及处理方法，使其积极配合治疗及护理。

（2）术后 6 小时内穿刺点应加压包扎，但应根据患者的年龄、性别、体型等具体情况来选择合适的加压沙袋重量和包扎的松紧度。准确评估加压包扎皮肤情况，选择合适的泡沫减压敷料进行皮肤保护，增加患者的舒适度，提高患者制动依从性。

（3）术后 12 ~ 24 小时术侧严格制动并绝对卧床，卧床期间应适当按摩术侧肢体促进血液循环，协助患者翻身，注意翻身时术侧肢体穿刺处关节弯曲。

（4）下床适当行走时应避免过度运动。

（5）患者如咳嗽、打喷嚏，要用双手压迫穿刺部位。

（6）一般来说，较小的血肿均能够自行吸收。如血肿直径大于 3cm 或穿刺局部张力增高者，应给予重新加压包扎并适当延长绝对卧床时间。严密观察血肿的大小有无变化，触诊血肿是否有搏动感，观察术侧肢体的血液循环和皮肤温度是否受影响。24 小时内可给予局部冷敷，以减轻局部出血，或用 50% 硫酸镁湿敷。如血肿逐渐增大甚至有感染征象可外科切开引流。

（7）对于出血量大的患者，还需做好生命体征监测、维持及建立静脉通道，采取紧急抢救处理。

（二）颈部手术后出血的处理方法

1. 出血原因 颈动脉手术后，由于颈部皮肤、皮下组织疏松，颈部血运丰富，以及使用抗血小板药物、颈动脉局部条件差等原因，易出现皮下血肿及切口出血。

2．处理方法

（1）严格控制血压，颈部切口处给予加压压迫 6 小时，必要时使用分体式颈托固定。

（2）嘱患者颈部制动，避免打喷嚏，勿用力咳嗽。

（3）做好患者及其家属疾病宣教及心理护理，使患者情绪稳定，避免因颈部活动和 / 或情绪激动而诱发的出血。

（4）术后加强引流管护理，确保引流通畅，观察引流液的色、质、量，严密观察切口局部皮下有无水肿、切口敷料有无渗血、有无颈部不适或呼吸困难等症状。

（5）当局部皮下血肿逐渐增大，引流量 > 50ml/h、颈部水肿伴疼痛、气管受压出现呼吸困难，立即通知医生，做好抢救准备，必要时床边行气管切开。

（三）腹部手术后出血的处理方法

1．术后给予持续心电监护及低流量吸氧。

2．动态监测并记录血压、心率、呼吸、血氧饱和度，每 15 ~ 30 分钟测量 1 次，连续 1 ~ 3 天，同时注意监测中心静脉压（central venous pressure，CVP）、尿量、腹腔引流量、神志。

3．观察切口渗血情况，询问患者有无腹痛、腹胀，注意查看腹部情况，准确测量腹围。

4．当血压下降，收缩压 < 90mmHg，心率 > 110 次 / 分，$CVP < 4cmH_2O$，尿量 < 25ml/h，予迅速开放 2 条静脉通道，并保证静脉通道通畅。遵医嘱使用凝血酶原复合物，抗纤溶药物氨基己酸、氨甲苯酸进行止血治疗，补充血容量、做好配血等术前准备，再次送手术室手术止血。抢救过程中护士应严格执行双查制度，动作迅速，配合到位，这也是抢救成功的关键。

5．腹部手术后腹腔内出血 24 小时内多见，B 超及血红蛋白诊断意义最大。

6. 手术后发生腹腔内出血，评估出血情况，先行保守治疗，如静脉注射止血药物，血容量明显不足时输入红细胞，为改善凝血功能输入血小板、血浆、冷沉淀等，但不少患者最终仍需再次手术止血。虽然目前临床上尚缺乏再次手术止血的统一标准，但可将是否继续出血及出血的速度和出血量作为再次手术的指征。需要观察血压、心率、血红蛋白、尿量、中心静脉压、引流管中的引流量及 B 超检查腹腔内积血情况等的动态变化。

（四）下肢动脉搭桥手术后出血的处理方法

1. 出血原因　术后应用抗凝药物易引起切口渗血，造成局部血肿。另外，低分子量右旋糖酐、丹参、罂粟碱用于术后改善血管痉挛、扩容、抗血小板聚集的同时，也会使出血危险增大。

2. 处理方法

（1）密切监测 APTT、PT 及 Fbg，Fbg 正常值一般为 1.80～3.50g/L（北京协和医院检验科标准），过低要及时关注。还要根据 APTT 测定值结合术中情况来调整抗凝药的剂量，保持其值是正常值的 1.5～2.5 倍。

（2）注意观察患者切口周围、牙龈、大小便、引流液有无出血，口腔护理时动作轻柔，肌内注射、静脉穿刺拔针后局部压迫时间不少于 5 分钟，避免局部出血。

（3）监测患者血压，如果血压突然下降，注意是否有内出血。

（五）出血相关知识

1. ABO 血型兼容性　见表 3-26。

表 3-26 供受者 ABO 血型兼容性

供血者血型		受血者血型	
A	B	AB	O
A 抗原，B 抗体	B 抗原，A 抗体	A、B 抗原，无抗体	无抗原，有 A 抗体、B 抗体
A	−	+	−	+
B	+	−	−	+
AB	+	+	−	+
O				

2. 血液制品的应用 各类血液制品的应用见表 3-27。

表 3-27 各类血液制品的应用

类型	应用
全血	急诊情况下治疗大量失血
浓缩红细胞	急诊情况下治疗大量失血
新鲜 / 冰冻血浆	急诊情况下多种凝血因子问题的凝血治疗
浓缩血小板	危及生命的失血；急性白血病
冷凝蛋白质	血友病 A（包括纤维蛋白原和Ⅷ因子缺乏）
5% 或 25% 白蛋白	急性失血时的扩容治疗
免疫血清球蛋白	肝炎暴露者的预防治疗（静脉滴注或肌内注射）

注：一个单位的浓缩红细胞 = 增加 3% 的血细胞比容。一个单位的血小板 =60 分钟内增加血小板计数 6500/ml。一个单位的全血 =250mg 胆红素。输任何血液制品必须在 4 小时内（新鲜 / 冰冻血浆要在 2 小时内）输注完。要在血液制品拿到后的 30 分钟内开始输注。

3. 出血阶段 见表 3-28。

表 3-28 出血阶段

阶段	失血量	机体补偿机制
Ⅰ阶段	相当于 15% 的失血	
Ⅱ阶段	相当于 30% 的失血	血管收缩，不清醒，不安静
Ⅲ阶段	相当于 40% 的失血	典型休克表现
Ⅳ阶段	大于 40% 的失血	不可逆的器官衰竭

注：成人血容量为 5L。15% 的成人血容量为 750ml 或者大约 3 杯。750ml 的失血足以引起疼痛和水肿。体腔出血可以因血液分布在腔内而隐匿了最初的不适症状。

4. 输血反应 见表 3-29。

表 3-29 各类输血反应的表现及处理措施

输血反应	症状和体征	出现时间	处理措施
急性溶血	寒战，背部疼痛，尖峰波形的体温，恶心、呕吐，少尿，面部潮红，头痛，呼吸困难	常出现在开始输注后的 5～15 分钟	停止输注，维持静脉通道，电击准备，监测尿量，通知医生
迟发性溶血	血红蛋白水平降低，慢性低热	输注后 2～21 天	通知医生
变态反应（非常少见）	严重的呼吸和循环衰竭，发绀，低血压，恶心、呕吐、抽搐	在输注后 2～5 分钟迅速出现	停止输注，维持静脉通道，复苏准备，通知医生
非溶血性发热	发热、头痛、咳嗽、恶心、呕吐	输注后短时间内发生，持续 12 小时	停止输注，维持静脉通道，通知医生
变应性风疹	皮疹，蜂窝织炎	输注后立刻出现或输注后 1 小时左右出现	停止输注，维持静脉通道，通知医生

五、血管外科的血压管理

（一）患者血压升高如何处理

参见第二章第二节高血压急症的相关内容。

（二）患者血压降低的处理方法

1. 保证血压监测数值的准确性，了解患者的基础血压。

（1）复测血压，并更换肢体，测对侧血压和下肢血压。

（2）若血压测不到，需要触摸动脉搏动：可触及股动脉搏动，一般收缩压 ≥ 80mmHg；可触及颈动脉搏动，一般收缩压 ≥ 60mmHg。动脉搏动体表投影点见表 3-30。

表 3-30 动脉搏动体表投影点

动脉	体表投影	触诊动脉搏动点
颈总动脉和颈外动脉	取下颌角与乳突尖连线的中点，由此点至胸锁关节引一连线，为这两条动脉的投影线；也可以甲状软骨上缘为界，下方为颈总动脉，上方为颈外动脉的投影线	环状软骨侧方可摸到颈总动脉搏动点
桡动脉	自肱骨内、外上髁中点稍下方至桡骨茎突的连线	腕上方桡侧腕屈肌腱外侧
股动脉	大腿外展外旋，自腹股沟中点至股骨内侧髁上方连线，该连线的上 2/3 为股动脉投影	腹股沟中点稍下方
胫前动脉和足背动脉	自胫骨粗隆与腓骨头连线中点起，经足背内、外踝中点，至第 1 跖骨间隙近侧连一线，此线在距小腿关节以上为胫前动脉的投影，距小腿关节以下为足背动脉的投影	长伸肌腱外侧
胫后动脉	自腘窝稍下方至内踝和跟骨结节中点的连线	在内踝和跟骨结节之间摸到搏动

（3）绝对低血压：血压＜90/60mmHg（基础血压90/60mmHg者除外）。

（4）相对低血压：收缩压下降＞40mmHg。

2. 判断是否存在休克

（1）灌注不足的指标：包括皮温下降、心率加快、少尿、意识障碍、血乳酸水平升高。

（2）意识评估：见表3-31。

表3-31　意识评估要点

水平	反应	活动	运动
觉醒	对声音有反应	适当的自发活动	有目的
昏睡	对声音有反应（慢）	有睡意，但有自发活动	有目的
迟钝	对触摸的反应要比声音好些	自发活动减少	有目的
嗜睡	仅对疼痛有反应	没有自发活动	仅对疼痛有目的的运动
浅昏迷	对疼痛刺激有不一致的反应	没有活动	各种不同目的的运动
昏迷	对刺激没有反应	软弱无力	可能表现为某种姿势

（3）注意识别早期休克的表现：身体代偿机制可使既往健康者在容量丢失10%时无任何临床症状；早期心率加快，外周血管收缩，血压轻度下降甚于轻度升高，这些都可能是休克早期的表现。

（4）休克分类：见表3-32。

表 3-32 休克分类

休克类型	原因	症状/体征	治疗
变应性休克	变态反应	● 在几秒钟内发生轻度瘙痒和/或皮疹 ● 皮肤红肿（烧灼感） ● 血管扩张 ● 全身水肿 ● 深昏迷 ● 迅速死亡	● 管理气道 ● 辅助通气 ● 给予高流量氧气 ● 确定病因 ● 给予肾上腺素 ● 迅速转运
心源性休克	心功能不全 肌肉组织性疾病 心电传导系统受损 疾病或损伤	● 胸痛 ● 脉搏不规律 ● 脉搏微弱 ● 低血压 ● 发绀（唇、甲床） ● 焦虑	● 体位舒适 ● 给氧 ● 辅助通气 ● 迅速转运
失血性休克	血液或体液丢失	● 脉搏快速、微弱 ● 低血压 ● 心理状态的改变 ● 发绀（唇、甲床） ● 皮肤湿冷 ● 呼吸加快	● 保护气道 ● 辅助通气 ● 给予高流量氧气 ● 控制外出血 ● 抬高下肢 ● 保暖 ● 迅速转运
代谢性休克	由于呕吐、排尿异常或腹泻所引起的体液和电解质的过度丢失	● 脉搏快速、微弱 ● 低血压 ● 心理状态的改变 ● 发绀（唇、甲床） ● 皮肤湿冷 ● 呼吸加快	● 保护气道 ● 辅助通气 ● 给予高流量氧气 ● 确定疾病 ● 迅速转运
神经源性休克	颈髓损伤，引起广泛的血管扩张	● 心动过缓（脉率慢） ● 低血压 ● 颈部受损的症状	● 保护气道 ● 颈部制动 ● 辅助通气 ● 给予高流量氧气 ● 迅速转运

续表

休克类型	原因	症状/体征	治疗
心源性休克（晕厥）	由于焦虑、听到坏消息、看到伤口或血、可能的药物治疗、剧烈疼痛、疾病、劳累等引起的一过性全身血管扩张	• 脉速 • 血压正常或者低	• 确定意识丧失的时间 • 记录基本的生命体征和意识状态 • 如果患者意识混乱或者意识逐渐恢复，应怀疑有头部损伤 • 迅速转运
感染性休克	严重的细菌感染	• 皮肤温暖 • 心动过速 • 低血压	• 迅速转运 • 给氧 • 提供充分的通气支持 • 抬高下肢 • 保暖

3. 休克的处理流程

（1）呼叫医生团队。

（2）建立静脉通道。

（3）一般措施：心电监护、吸氧（即使没有低氧，吸氧也会改善组织灌注）、导尿，检查心电图、血气、血常规（带配血）、肝肾功能、心肌酶 + N 末端脑钠肽原（N-terminal pro-BNP，NT-proBNP）、凝血、胸部 X 线片、血培养（若高热时）。

（4）普通病房条件有所限制，对休克患者的救治最好在重症监护病房进行，随时做好迅速转入重症监护病房的准备。

4. 常用的血流动力学参数 见表 3-33。

表 3-33　各疾病状态时常见的血流动力学参数变化

状态	血压（BP）	一氧化碳（CO）	中心静脉压（CVP）	平均动脉压（MAP）	肺毛细血管楔压（PCWP）	肺动脉压（PAP）	肺静脉压（PVR）	右心室压（PVR）	体循环阻力（SVR）
心源性休克	↓	↓	↑	↓	↑	↑	↑	↑	↑
心脏压塞	↓	↓	↑	↓	↑	↑	—	↑	↑
失血性休克	↓	↓	↓	↓	↓	↓		↓	↑
感染性休克	↓	↑		↓	↓	↓	↓	↓	↓
肺栓塞	↓	↓	↑	↓	—或↓	↑		↑	↑

六、血管外科患者发热的处理

1. 首先评估生命体征是否稳定

（1）测量生命体征，关注尿量及神志，对患者进行详细查体。

（2）重视报警症状（red flags）：①生命体征异常（心率＞120次/分或升高达20次/分，收缩压＜90 mmHg或下降达10mmHg）；②高龄（年龄＞70岁）或高热（体温＞40℃）；③头痛、颈强直、意识障碍；④免疫抑制，糖皮质激素、免疫抑制剂、粒细胞缺乏；⑤腹痛以及外科体征。

2．详细查体，采集病史

（1）注意有无管道，如外周中心静脉导管（peripherally inserted central venous catheter，PICC）、深静脉置管、导尿管。

（2）对免疫抑制患者应注意皮肤、肛周等易忽略部位。

（3）注意患者的用药及近期有无手术操作。

3．鉴别诊断　体温38.3～38.8℃，可能是感染和/或非感染；体温38.9～41.0℃，多为感染；体温≥41.1℃，多为非感染，如药物热、输液反应、肾上腺皮质功能不全、甲亢危象、中枢热。

（1）感染

1）肺部感染：老年、长期卧床及意识障碍患者需警惕误吸，辅助通气患者警惕呼吸机相关性肺炎（ventilator-associated pneumonia，VAP）。

2）导管相关感染。

3）导尿管相关泌尿系感染。

（2）炎症，如结缔组织病、胰腺炎、结节病、炎性肠病。

（3）肿瘤，如淋巴瘤、白血病、肾癌、肝癌、转移性低分化腺癌等。

（4）药物热，如β内酰胺类抗生素、脂肪乳、抗结核药、两性霉素、化疗药。除外性诊断：用药后第1～2周发热、相对缓脉、皮疹、嗜酸性粒细胞数增多、血小板数减少、发热有时间规律、患者一般情况好。

（5）输血反应：非溶血性和/或溶血性输血反应，后者属临床急症，可致休克及多器官功能障碍综合征（multiple

organ dysfunction syndrome，MODS），需及时处理。

（6）血栓，如 PE 和 / 或 DVT，肠系膜血栓。

（7）手术和 / 或创伤。

（8）神经系统疾病，如脊髓和 / 或下丘脑损伤、颅内出血、癫痫。

（9）内分泌疾病，如肾上腺皮质功能不全、甲状腺功能亢进、酮症酸中毒。

（10）其他：恶性高热、心肌梗死、假热。

4. 辅助检查

（1）血常规、尿常规、血培养（48 小时之内检查过通常不需重新检查）、X 线胸片，必要时行血气检查和分析。

（2）怀疑感染时切勿忘记次日送检病原学：痰涂片 + 培养，尿培养等。

5. 处理

（1）避免盲目应用抗生素，除非有明确感染、感染风险很高或血流动力学不稳定。

（2）物理降温：饮水、冰袋、酒精擦浴。

（3）退热药物：注意可能影响肝功能和血象。

1）口服：对乙酰氨基酚（泰诺林）650mg、洛索洛芬钠（乐松）30 ~ 60mg。

2）置肛：吲哚美辛（消炎痛）栓 25 ~ 50mg（1/3 ~ 1/2 支）。

3）静脉：赖氨匹林 0.5g、冬眠合剂（异丙嗪 25mg + 氯丙嗪 25mg + 哌替啶 50mg）。

（4）退热时大汗可引起血容量不足，尤其是老年人，酌情补液。

七、血氧饱和度下降

1. 测量生命体征　呼吸（R），血氧饱和度（SpO_2），心率（HR），血压（BP）。

2. 预示紧迫性的体征

（1）喉鸣、三凹征提示上气道梗阻，需紧急处理（耳鼻喉科紧急会诊）。

（2）意识减弱、呼吸肌疲劳、发绀预示有呼吸停止风险，尽快准备辅助通气。

（3）动用辅助呼吸机、语言不连续、不能平卧、情绪激动提示病情严重。

3. 详细查体

（1）肺部：呼吸音对称性，语音共振，湿啰音，哮鸣音，痰鸣音。

（2）心脏：新出现的心脏杂音，心音遥远，颈静脉怒张，P_2 亢进，奇脉。

（3）其他：双下肢水肿及对称性，新发皮疹，贫血貌。

注意：仅呼吸频率增快，但 SpO_2 正常、心肺查体正常，需警惕全身性疾病（如感染性休克，酮症酸中毒等）。

4. 快速病史采集

（1）起病的急慢情况。

（2）伴随症状：咳嗽、胸痛、心悸、发热、咯血。

（3）基础疾病、用药情况、出入量。

5. 鉴别诊断

（1）疾病

1）上呼吸道异物，痰栓，喉头水肿（过敏），血管神经源性水肿，如使用血管紧张素转换酶抑制药（angiotensin converting enzyme inhibitor，ACEI）、非甾体抗炎药（nonsteroidal anti-inflammatory drug，NSAID）、遗传性，外压。

2）呼吸系统疾病：①肺实质病变，如肺部感染、急性呼吸窘迫综合征（acute respiratory distress syndrome，ARDS）、弥漫性实质性肺疾病（diffuse parenchymal lung disease，DPLD）、肺泡出血；②肺血管病变，如肺栓塞、肺动脉高压、肝肺综合征；③气道病变，如痰堵、哮喘、慢性阻塞性肺疾病（chronic obstructive pulmonary disease，COPD）、细支气管炎；④胸膜病变，如气胸、胸腔积液、急性血胸、纵隔气肿。

3）心脏疾病：①心肌梗死和 / 或心绞痛，可仅表现为呼吸困难；②心力衰竭，有严重器质性心脏病；③心律失常，如心房颤动、二三度房室传导阻滞（atrioventricular block，AVB）、室上性心动过速（supraventricular tachycardia，SVT）等；④瓣膜疾病，如主动脉瓣狭窄、二尖瓣反流、腱索断裂等；⑤心包疾病，如心脏压塞。

4）全身性代谢或中毒性疾病：①全身性感染，呼吸频速是感染性休克的早期征象；②代谢性酸中毒，如酮症酸中毒等；③贫血，容易被忽视，尤其是隐匿的急性失血；④中毒，一氧化碳、氰化物、亚硝酸盐、苯胺、水杨酸、甲醇、乙二醇等。

5）神经精神性疾病：①脑梗死，呼吸节律异常（呼吸暂停可致严重低氧及高 CO_2 血症）、神经源性肺水肿；②神经肌肉疾病，如重症肌无力、Guillain-Barré 综合征等；③精神性疾病，如焦虑、过度通气综合征、癔症等。

6. 辅助检查　根据初步评估结果进行有针对性的检查，但不能过分依赖辅助检查。

（1）X 线胸片、心电图（electrocardiogram，ECG）、血气、血常规、血糖。

（2）脑钠肽（brain natriuretic peptide，BNP）、NT-proBNP

1）BNP > 100pg/ml 提示心力衰竭致呼吸困难，灵敏度90%，特异度76%。

2）NT-proBNP > 300pg/ml 提示心力衰竭，灵敏度99%，特异度60%，除外意义大；临界值与年龄相关，< 50 岁需 > 450 pg/ml，50～75 岁需 > 900 pg/ml，> 75 岁则需 > 1800 pg/ml。

7. 处理

（1）氧疗

1）吸氧是首要处理。

2）不能因为担心 CO_2 潴留而不给患者吸氧，可用 Venturi 面罩控制吸入气氧浓度（fractional concentration of inspired oxygen，FiO_2）。

3）选择吸氧装置：鼻导管（最大 FiO_2 约 40%）、普通面罩（FiO_2 可达 50%）、储氧面罩（FiO_2 可达 90%）、麻醉机（纯氧和正压）。

（2）气道痉挛

1）β_2 受体激动药治疗哮喘和 / 或 COPD。

2）除了哮喘、COPD，许多其他疾病也可出现哮鸣音，如充血性心力衰竭、肺炎、误吸。

（3）上气道梗阻：属临床急症，应注意三凹征和喉鸣；急性梗阻应立即控制气道，气管插管可能会有困难，应请其他科室医生协助，包括耳鼻喉科、重症监护病房、麻醉科和急诊科。慢性梗阻可行 X 线片、CT、肺功能和喉镜检查，决定治疗方案。

（4）急性左侧心力衰竭：硝普钠、利尿药、硝酸甘油、吗啡。

（5）获得性免疫缺陷综合征（acquired immunodeficiency syndrome，AIDS）：简称艾滋病，患者合并呼吸困难，需查 CD4 细胞计数，并应与下列疾病鉴别诊断。

1）与 AIDS 无关：COPD、哮喘等。

2）与 AIDS 有关：①感染，细菌性肺炎（最常见）、肺结核、肺孢子菌肺炎、真菌（隐球菌、组织胞质菌、球孢子菌）；②肿瘤，淋巴瘤，卡波肉瘤。

（6）过度通气综合征：多无基础疾病，女性多见，焦虑、哭喊、手足搐搦（呼吸性碱中毒），甚至濒死感。排除器质性疾病后应向患者仔细解释病情，必要时予适当镇静（地西泮 5~10mg 或咪达唑仑 1~5mg 静脉推注）。

（7）机械通气：评价是否有机械通气适应证，COPD 和急性心力衰竭可考虑无创通气。

八、睡眠困难

护理人员对患者正确评估后，根据导致睡眠困难的原因给予心理疏导，缓解患者因睡眠困难产生的焦虑、烦躁情绪，提供安静、舒适的睡眠环境，必要时遵医嘱给予助眠药物，及时观察患者用药后的睡眠改善效果。

1. 评估

（1）核实医嘱单，明确有无药物过敏、药物相互作用。

（2）有无肝肾功能不全（导致药物清除时间延长）。

（3）是否存在导致失眠的基础病和可处理的问题（如疼痛等）。

2. 失眠的因素

（1）服用药物因素：抗胆碱能药、β受体激动药、可乐定、皮质激素、咖啡因、烟碱、去氧肾上腺素、苯妥英钠、茶碱类、甲状腺素等。

（2）非药物因素：焦虑、抑郁、谵妄、躯体疼痛、活动受限、呼吸困难、感染、代谢紊乱、多尿（在夜间给予利尿药）、二便失禁、睡眠呼吸暂停等。

3. 药物治疗

（1）常用苯二氮䓬类

1）地西泮片：2.5 ~ 10.0mg，老年人和肝硬化患者酌减，严重 COPD 患者慎用。

2）艾司唑仑片：2mg，老年人和肝硬化患者酌减，严重 COPD 患者慎用。

3）罗拉西泮片：0.5 ~ 1.0mg，最大剂量 4mg。如年龄 > 65 岁或肝硬化患者，起始剂量 0.25mg，最大剂量 1mg。

（2）思诺思：5 ~ 10mg。缩短入睡时间，但有跌倒风险，需上床后服用。

（3）如果上述措施无效，应该在给予更强镇静药前再次评估患者。必要时请神经科会诊。

4. **注意事项** 对于镇静治疗可能引起生命危险的患者（如肝病晚期、严重 COPD），应充分评估病情并考虑暂不处理睡眠困难。

九、颈部手术后关注重点

血管外科的颈部手术大多风险较高。颈部病变因其部位特殊、局部解剖复杂、血管丰富，有时需要同时进行颈动脉的切除和重建，增加了手术的难度及危险性，临床治疗复杂困难，为避免并发症的发生，术后护理及观察十分重要。

（一）术后高灌注综合征

高灌注综合征是由于颈动脉术后，适应低灌注状态的大脑组织血供突然增大，超过了其代谢需要而引起的一系列临床综合征（表 3-34）。

表 3-34 术后高灌注综合征的表现及治疗

临床表现	护理观察要点	临床常用药
头痛、头晕、恶心、呕吐、癫痫、意识障碍，严重者出现脑水肿、脑出血等	• 多在术后 3 小时至 3 周发生 • 密切监测意识、瞳孔、心率、血压、呼吸变化 • 控制血压，每 15 分钟监测血压 1 次，夜间根据血压稳定情况每 30 分钟至 1 小时监测血压 1 次	遵医嘱使用降颅压药物（甘露醇、甘油果糖等），减轻脑水肿。血压高于目标范围者给予降压治疗

（二）术后脑缺血 / 脑卒中

由于术中牵拉使斑块脱落及夹闭颈动脉时间过长，脑组织缺血，易发生缺血性脑卒中。据报道，此并发症发生率最高可达 16.8%。

1. 临床表现及观察要点　见表 3-35。

表 3-35　术后脑缺血 / 脑卒中的临床表现及观察要点

临床表现	观察要点
头晕 黑矇 口齿不清 一侧肢体无力或半身麻木	● 多发生于术后 24 小时内 ● 密切观察生命体征 ● 视力、视野、言语功能 ● 四肢肌力等反应

2. 肌力分级　见表 3-36。

表 3-36　肌力分级

级别	描述
0 级	无肌肉收缩
1 级	视诊或触诊时有轻度肌肉收缩
2 级	在不抗重力条件下，有身体部位的主动活动
3 级	能对抗重力做主动关节活动，但不能对抗阻力
4 级	在抗重力、阻力时，能做关节的主动活动
5 级	抗重力和最大阻力时，无明显的肌肉疲劳表现（肌力正常）

（三）术后声音嘶哑、饮水呛咳

由于术中牵拉等原因，造成术后脑神经损伤，发生率较高（表 3-37）。

表 3-37　术后声音嘶哑 / 饮水呛咳的表现及治疗

临床表现	护理观察要点	治疗
声音嘶哑 饮水呛咳 吞咽困难	● 密切观察神志反应 ● 言语功能 ● 吞咽功能（使用吞咽评估量表筛查，根据结果给予饮食指导）	遵医嘱给予雾化吸入、营养神经等药物治疗

（四）吞咽障碍

1. 评估流程　颈动脉术后易发生吞咽障碍，吞咽障碍评估流程见图 3-21。

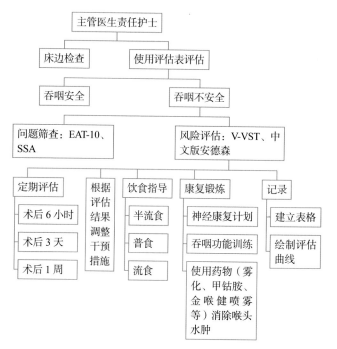

▷ 图 3-21　术后吞咽障碍评估流程

2. 吞咽障碍常用评估量表

（1）进食评估问卷调查工具 -10（eating assessment tool-10，EAT-10）：EAT-10 是由 Belafsky 在 2008 年编制的非特异性自评量表，用于吞咽障碍的初步筛查。量表包含 10 个条目，每个条目为 0～4 分，总分 ≥ 3 分为异常，分数越高表明吞咽障碍的自我感觉越明显。该量表能简便、快速筛查出吞咽障碍患者，患者一般能在 2 分钟内完成自评。Belafsky应用 EAT-10 对头颈部肿瘤患者等进行测评，结果表明该量表具有良好的信度、效度，Cronbach α 系数为 0.96，重测信度为 0.72～0.91。该量表在 2013 年得到中国吞咽障碍康复评估与治疗专家共识组的认可，被翻译成中文版本并推荐使用（表 3-38）。EAT-10 有助于识别误吸的征兆和隐性误吸，以及异常吞咽的体征，与饮水试验合用可提高筛查试验的灵敏度和特异度。但该量表仅适用于意识清醒且有进食经验的患者。

表 3-38　进食评估问卷调查工具 -10（EAT-10）

姓名 _____	年龄 _____	性别 _____
记录日期 _____	床号 _____	病案号 _____

目的：EAT-10 在测试有无吞咽困难时提供帮助，在您与医生就有无症状的治疗进行沟通时非常重要。

A. 说明：将每一题的数字选项写在后面的方框，回答您所经历的下列问题处于什么程度？

0 没有，1 轻度，2 中度，3 重度，4 严重。

1. 我的吞咽问题已经使我体重减轻	0　1　2　3　4
2. 我的吞咽问题影响到我在外就餐	0　1　2　3　4
3. 吞咽液体费力	0　1　2　3　4
4. 吞咽固体费力	0　1　2　3　4

续表

5. 吞咽药片（丸）费力	0	1	2	3	4
6. 吞咽有疼痛	0	1	2	3	4
7. 我的吞咽问题影响到我享用食物的快感	0	1	2	3	4
8. 我吞咽时有食物卡在喉咙里	0	1	2	3	4
9. 我吃东西有时会咳嗽	0	1	2	3	4
10. 我吞咽时感到紧张	0	1	2	3	4

B. 得分：将各题的分数相加。将结果写在下面的空格。
总分（最高 40 分）＿＿＿＿＿＿＿＿＿＿
C. 结果与建议：如果 EAT-10 的每项评分超过 3 分，您可能在吞咽的效率和安全方面存在问题，建议您带着 EAT-10 的评分结果就诊，做进一步的吞咽检查和 / 或治疗。

（2）标准吞咽功能评价量表（standardized swallowing assessment，SSA）：SSA 最初由 Smithard 等在 1996 年提出，最早由 Ellul 等应用于脑卒中吞咽障碍患者，现在全球广泛应用于吞咽功能评估（表 3-39）。SSA 主要分为 3 个步骤：①临床检查（包括意识、直立坐位、呼吸困难、流涎、舌的活动范围、构音障碍、咽反射、自主咳嗽能力）判断，评分为 8 ~ 23 分；②直立 / 坐位 5ml 水吞咽试验，观察喉运动、吞咽时喘鸣、吞咽后气促及重复吞咽等情况，评分为 5 ~ 11 分，重复 3 次；③如上述检查均不存在异常，则让患者吞咽 60ml 水，记录患者吞咽需要的时间，观察吞咽过程是否存在咳嗽等，评分为 5 ~ 12 分。评分范围 18 ~ 46 分，分数越高，说明吞咽功能越差。该工具较其他量表维度更广，更加安全，但该量表受患者主观因素影响较大，其特异度相对较差。

表 3-39　标准吞咽功能评价量表（SSA）

姓名	年龄	性别
记录日期	床号	病案号

第一步：初步评价

意识水平	1= 清醒 2= 嗜睡，可唤醒并做出言语应答 3= 呼唤有反应，但闭目不语 4= 仅对疼痛刺激有反应		
头部和躯干部控制	1= 能正常维持坐位平衡 2= 能维持坐位平衡但不能持久 3= 不能维持坐位平衡，但能部分控制头部平衡 4= 不能控制头部平衡		
唇控制（唇闭合）	1= 正常	2= 异常	
呼吸方式	1= 正常	2= 异常	
声音强弱（发 a、i 音）	1= 正常	2= 减弱	3= 消失
咽反射	1= 正常	2= 减弱	3= 消失
自主咳嗽	1= 正常	2= 减弱	3= 消失
合计		分	

第二步：饮一匙水（量约 5ml），重复 3 次

口角流水	1= 没有或 1 次	2= > 1 次
吞咽时有喉部运动	1= 有	2= 没有
吞咽时有反复的喉部运动	1= 没有或 1 次	2= > 1 次
咳嗽	1= 没有或 1 次	2= > 1 次
哽咽	1= 有	2= 没有

声音质量	1= 正常	2= 改变	3= 消失
合计	分		

注：如果该步骤的 3 次吞咽中有 2 次正常或 3 次完全正常，则进行下面步骤。

第三步：饮一杯水（量约 60ml）

能够全部饮完	1= 是	2= 否	
咳嗽	1= 无 /1 次	2= > 1 次	
哽咽	1= 无	2= 有	
声音质量	1= 正常	2= 改变	3= 消失
合计	分		

注：分数越高则吞咽功能就越差，可绘制动态评估曲线。

（3）安德森吞咽困难量表（the M. D. Anderson dysphasia inventory，MDADI）：MDADI 是由 Guedes 开发的专门评估头颈部肿瘤患者吞咽障碍相关生活质量的特异性量表。它包括 20 个项目，分为 4 个维度：总体状况、情感、功能和生理，每个项目评分为 1 ~ 5 分，最后各项目分数累加求均值，以均值乘以 20 得出总分（20 ~ 100 分），分数越高提示患者自评的吞咽功能越好。Guedes 在 100 例头颈部肿瘤患者中测得该量表的 Cronbach α 系数为 0.96，重测信度（间隔 2 周）为 0.69 ~ 0.88，说明该量表具有良好的信度、效度。国外共识指出 MDADI 是一种实用的、疾病特异性的、简短的吞咽障碍筛查工具。目前，MDADI 在全球范围内已广泛应用。2013 年，邹敏等将该量表进行了汉化（表 3-40）并研究其信度、效度，结果示中文版 MDADI 的 Cronbach α 系数为 0.90，重测信度为 0.66 ~ 0.86，内容效度为 0.94。该量表通俗易懂，针对性强，易为患者接受，可用于吞咽障碍筛查；但该量表的内容侧重于吞咽相关生活质量评估，没有更多地关注吞咽生理学。

表 3-40 中文版安德森吞咽困难量表

姓名 _____	年龄 _____	性别 _____
记录日期 _____	床号 _____	病案号 _____

1. 我无法正常吞咽食物，这给我的日常生活造成了非常多的不便

○非常同意

○同意

○不知道

○不同意

○非常不同意

2. 我的进食习惯让我很尴尬（不知道怎么办）

○非常同意

○同意

○不知道

○不同意

○非常不同意

3. 为我做饭很困难

○非常同意

○同意

○不知道

○不同意

○非常不同意

4. 在晚上的时候吞咽食物就更加困难了

○非常同意

○同意

○不知道

○不同意

○非常不同意

5. 吃东西的时候我没觉得有意思

○非常同意

○同意

○不知道

○不同意

○非常不同意

6. 吞咽困难让我心烦意乱

○非常同意

○同意

○不知道

○不同意

○非常不同意

7. 吞咽很费力

○非常同意

○同意

续表

○不知道

○不同意

○非常不同意

8. 因为吞咽问题我几乎从不外出了

○非常同意

○同意

○不知道

○不同意

○非常不同意

9. 因为吞咽问题导致我的收入也减少了

○非常同意

○同意

○不知道

○不同意

○非常不同意

10. 因为无法正常吞咽食物，我得花更长时间吃饭

○非常同意

○同意

○不知道

○不同意

○非常不同意

11. 别人常问我，"为什么你不吃那个？"

○非常同意

○同意

○不知道

○不同意

○非常不同意

12. 甚至有人被我的进食问题给惹怒了

○非常同意

○同意

○不知道

○不同意

○非常不同意

13. 当我试着喝东西时我就咳嗽

○非常同意

○同意

○不知道

○不同意

○非常不同意

14. 吞咽问题限制了我的社交和个人生活

○非常同意

○同意

续表

○不知道

○不同意

○非常不同意

15. 我可以自由自在地跟我的朋友、邻居和亲戚出去吃饭

○非常同意

○同意

○不知道

○不同意

○非常不同意

16. 因为吞咽问题，我限制了食物的摄入量

○非常同意

○同意

○不知道

○不同意

○非常不同意

17. 由于吞咽问题，我不能维持我的体重

○非常同意

○同意

○不知道

○不同意

○非常不同意

续表

18. 吞咽问题让我很自卑

○非常同意

○同意

○不知道

○不同意

○非常不同意

19. 我感觉我在吞大量的食物

○非常同意

○同意

○不知道

○不同意

○非常不同意

20. 无法正常吞咽食物让我觉得自己不合群

○非常同意

○同意

○不知道

○不同意

○非常不同意

（4）容积－黏度吞咽测试（volume-viscosity swallow test，V-VST）： V-VST 是由 Clavé 等设计的用于吞咽障碍安全性和有效性的风险评估工具，以帮助患者选择摄取的食物最合适的容积和稠度（表 3-41）。测试时选择的容积分为少量（5ml）、中量（10ml）、多量（20ml），稠度分为低稠度（水样）、中稠度（浓糊状）、高稠度（布丁状），按照不同组合，完整测试共需要 9 口进食，观察患者吞咽的情况。该工具对吞咽安全性受损的灵敏为 88.2%、特异度为 64.7%，对误吸的灵敏度为 100%，对吞咽有效性受损的灵敏度高达88.4%。该工具能够快速、安全、准确地筛查出口咽性吞咽障碍的患者，一般 5～10 分钟即可完成。该量表是一种循序渐进的筛查工具，对吞咽障碍及隐性误吸筛查有一定的作用。此外，还可根据患者对不同性状食物的吞咽情况指导患者饮食。该工具易受患者主观因素影响，筛查者无法明确口咽部具体情况。

表 3-41　容积 – 黏度吞咽测试（V-VST）

姓名 _____		年龄 _____			性别 _____			
记录日期 _____		床号 _____			病案号 _____			
V-VST 结果记录								
不同稠度		糖浆稠度			液体 – 水		布丁状稠度		
不同容积		5ml	10ml	20ml	5ml	10ml	20ml	5ml	10ml	20ml
安全性受损相关指标	咳嗽									
	音质改变									
	血氧饱和度下降									
有效性受损相关指标	唇部闭合									
	口腔残留									
	分次吞咽									
	咽部残留									

最终结果评估：
□ 无口咽性吞咽障碍。
□ 患有口咽性吞咽障碍，患者可安全吞咽，但有效性受损，这可能危及患者的营养和补水状况。
□ 患有口咽性吞咽障碍，吞咽过程的安全性下降，提示该患者可能已经发生误吸。
吞咽障碍的管理建议：
进食方式：□ 经口进食　　□ 肠内营养（胃管）　　□ 静脉营养
饮食建议：改进食物性状及容积
该患者适宜选择的食物稠度和一口量：

稠度	一口量
□ 水	□ 5ml
□ 糖浆	□ 10ml
□ 布丁	□ 20ml

十、AngioJet 血栓抽吸术后血尿的应对措施

AngioJet 血栓抽吸导管是一种新型的机械血栓抽吸装置，由 0.9% 生理盐水溶液喷射腔和抽吸腔组成，主要应用于下肢深静脉血栓栓塞和动脉血栓栓塞的治疗。

应用 AngioJet 血栓抽吸系统治疗后出现血尿，是由于吸栓时红细胞破碎，出现血红蛋白尿。主要应对措施为水化和碱化尿液，加速血红蛋白排泄。

（1）水化尿液：遵医嘱执行口服联合静脉补液水化方案。术前 12 小时指导患者口服补液 1000ml，术前 3 小时给予 0.9% 生理盐水补液，速度为 1~2ml/（kg·h）。水化治疗时间维持到介入术后 12 小时。术后补液量根据患者心肾功能及造影剂使用剂量调整，心功能正常者补液量保证 2500~3000ml，心功能不全者补液量及补液速度减半。

（2）碱化尿液：遵医嘱使用碳酸氢钠等碱性药物。术前8小时给予1.25%碳酸氢钠3ml/（kg·h），至手术时停止。

（3）术后72小时，指导患者饮水1000~2000ml/d，分多次饮水，避免腹胀等不适，提高其依从性。

（4）记录术前24小时及术后尿量，密切观察尿色、尿量的变化，保持尿量75~125ml/h，及时评估肾功能。经常询问患者有无胸闷、腰背部不适等，如尿色变深立即通知医生，警惕发生肾衰竭。同时做好会阴护理，预防尿路感染。

（5）告知患者及家属出现血尿的原因，做好心理护理。

（6）卧床休息，根据溶栓导管留置情况与血栓治疗情况决定下床活动时间。

十一、关于湿性愈合的理论与伤口治疗

1. 早期干性愈合　4500年前人们发现，创面被覆盖后较不覆盖愈合效果要好。最早是用动植物，后来用矿物质，甚至黏土、沙子和雪也用于创面覆盖。

2. "棉纱布"时代　1867年，约瑟夫·李斯特（Joseph Lister）发明了棉纱布敷料，对术后切口覆盖可以预防伤口感染。由此，以棉纱布制品为代表的"干燥、透气"理论成为当时的主流。

3. 现代伤口愈合理论　1958年，Odland首先发现水疱完整的伤口比破溃的伤口愈合速度快。之后，英国动物学家Dr. George Winter首先通过动物实验证实湿性环境的伤口愈合速度比干性环境愈合快。1972年，Roveeti教授提出了"湿性创面愈合"理论，即湿性创面环境可促使表皮细胞更好地繁衍、移行和爬行，加速伤口愈合。

4. 现代伤口愈合理论的诞生　伤口敷料用密闭/半密闭方法保持伤口低氧、微酸、适度湿润的环境，可增加细胞生长及移行速度，加速伤口愈合，并可防止痂皮形成。

5. 湿性愈合的优点　有利于坏死组织的溶解；维持创面局部微环境的低氧状态；有利于细胞的增殖分化和移行；保留渗出液内的活性物质并促进其释放；保持创面温度接近或恒定在人体常温 37℃；保持伤口局部湿润不会形成结痂，避免再次机械性损伤，减少疼痛；降低感染概率。

6. 干性愈合与湿性愈合　两者的对比见表 3-42。

表 3-42　干性愈合与湿性愈合的区别

特点	干性愈合	湿性愈合
环境	干性	湿性
愈合速度	慢	快
敷料对比	● 敷料简单 ● 单价便宜	● 敷料多样性 ● 性价比高 ● 可提供最佳愈合环境
效果	● 敷料易粘连伤口 ● 敷料更换频繁 ● 易造成伤口疼痛 ● 换药频繁	● 减少伤口粘连风险 ● 减少换药频次 ● 减轻伤口疼痛 ● 增加敷料使用时间

7. 压力性损伤

（1）压力性损伤（又称压疮）的好发部位：见图 3-22。

（2）压力性损伤分期：压力性损伤的分期见表 3-43。对于 1 期、2 期压力性损伤的伤口，值班护士经过学习可积极处理，进入 3 期之后的压力性损伤，因属于伤口处理范畴，建议由专科护士会诊或指导后进行操作。

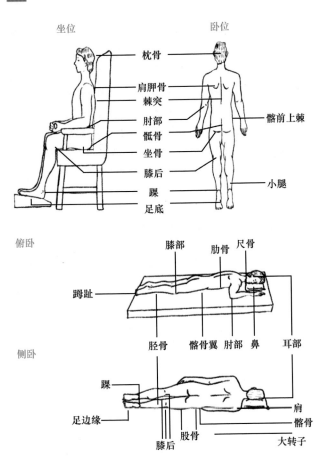

坐位 卧位

枕骨

肩胛骨
棘突
肘部
骶骨
坐骨
膝后
踝
足底

髂前上棘

小腿

俯卧

膝部 肋骨 尺骨

蹬趾

胫骨 髂骨翼 肘部 鼻 耳部

侧卧

踝

足边缘

膝后 股骨

肩

髂骨

大转子

▶ 图 3-22 压力性损伤好发部位

（3）Braden 压力性损伤危险因素评估量表：对患者的评估包括感知能力、潮湿度、活动能力、灵活性、营养、摩擦力和剪切应力（表 3-44）。

压力性损伤评分随危险因素的增加而降低：15～16 分为轻度危险；12～14 分为中度危险；< 12 分为严重危险。

表 3-43 压力性损伤分期

分期	临床表现	处理措施
1期	• 皮肤完整，指压红斑不消退 • 警惕：皮肤紫色或褐色（提示可能出现深部组织损伤）	• 定时翻身，解除局部组织受压，改善血运 • 可选泡沫敷料，皮肤保护膜，透明贴，粘贴在发红和容易受到摩擦的部位，减轻摩擦力
2期	• 皮肤可呈现完整破裂的血清性水疱，部分真皮层缺损，皮肤颜色红润，不暴露脂肪层和更深的组织，不存在腐肉和焦痂	• 局部减压，保护创面，防止小水疱（直径<5mm）破裂，预防感染；大水疱（直径>5mm）局部消毒后，用无菌注射器抽出疱内液体，保留疱皮，再用片状水胶体敷料外贴保护 • 可选水胶体敷料保护创面；渗液少时，可选藻酸盐＋水胶体敷料或泡沫敷料外敷；渗液多时

续表

分期	临床表现	处理措施
3 期 	• 皮肤全层缺损，常可见脂肪、肉芽组织和边缘内卷，可存在腐肉和/或焦痂；但不暴露筋膜、肌肉、肌腱、韧带、软骨和骨	清除坏死组织，控制感染；处理伤口潜行和窦道（专科护士指导下进行） • 干痂：水凝胶敷料（清创胶）+水胶体敷料（溃疡贴/透明贴） • 黑色坏死组织/黄色腐肉：水凝胶敷料（清创胶）+泡沫敷料 • 肉芽生长期：溃疡糊+泡沫敷料 • 窦道或潜行：渗出液多者，藻酸盐填充条+泡沫敷料；渗出液少者，溃疡糊+泡沫敷料 • 感染伤口：银离子泡沫敷料
4 期	• 全层皮肤和组织缺损，暴露筋膜、肌肉、肌腱、韧带、软骨或骨；伤口可见腐肉或焦痂；多见上皮内卷、潜行、窦道 • 警惕：如腐肉或坏死组织掩盖了组织缺损的程度，可归为不可分期压力性损伤	• 减压、清创+控制渗液。处理方法同 3 期

续表

分期	临床表现	处理措施
不可分期 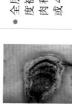	● 全层皮肤和组织缺失，损伤程度被掩盖，深度未知，去除腐肉和坏死组织后，将呈现3期或4期压力性损伤	● 去除腐肉或焦痂后，准确评估压疮的真正深度，确定分期 ● 缺血下肢及足跟处稳定的焦痂可作为自然覆盖子以保留（宜选保守清创） ● 清创是基本的处理原则 ● 减压、控制感染
深部组织损伤期 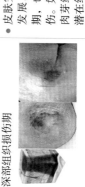	● 持续指压不变白，皮肤颜色为深红色、栗色或紫色 ● 皮肤完整或破皮，伤口可迅速发展，也可真正的组织损伤后无组织损伤。如伴坏死组织、皮下组织、肉芽组织、筋膜、肌肉或其他潜在结构，表明全层组织损伤，3期或4期压力性损伤（不明确分期，3期或4期压力性损伤）	解除局部压力和剪切应力 观察局部皮肤的颜色变化，有无水疱，焦痂形成根据具体情况采取相应的处理方式: ● 局部皮肤完整，可使用水胶体敷料局部保护 ● 出现水疱或血疱，按2期水疱处理 ● 密切观察，出现坏死组织进一步清创，按3期、4期方法处理

表 3-44 压力性损伤危险因素评估量表描述解读

维度	1分	2分	3分	4分
感知能力：对压力引起的不适产生反应的能力	完全受限：对疼痛刺激无反应（没有呻吟、退缩、抓握），由于意识降低或镇静作用或大部分体表对疼痛的感知能力受限	严重受限：仅对疼痛性刺激有反应，只能用呻吟或不安来表达不舒适感觉；或感知受到损害到了大于半身对疼痛不适的感知能力	轻度受限：对口头命令有反应，但不能表达不适或需要别人协助翻身或存在有某种程度的感知受损，限制了1~2个肢体对疼痛或不适的感知能力	无损伤反应：对口头命令令有反应，无感知缺陷，具备感知疼痛和不适的感觉、避免疼痛和不适的能力
潮湿度：皮肤暴露于潮湿环境的程度	经常潮湿：由于汗液、尿液等原因使皮肤几乎一直处于潮湿状态；每次移动或翻动患者时可以察觉潮湿	潮湿：皮肤经常（但并非总是）处于潮湿状态；亚麻制品至少每班更换1次	偶尔潮湿：皮肤偶然处于潮湿状态；需要每天干潮湿状态；需要亚麻制换1次亚麻制品	
活动能力：体力活动的程度	卧床不起：需绝对卧床	坐轮椅：行走能力严重受限或丧失；不能承受体重，必须在帮助下才能坐到椅子或轮椅上	偶尔行走：白天在有或无帮助的情况下，可以2次户外活动，偶尔行走但距离很短，大部分时间在床上或轮椅上度过	频繁行走：1天至少2次户外活动，在活动时间至少每2小时1次室内活动

续表

维度	1分	2分	3分	4分
灵活性：改变和维持体位的能力	完全丧失：无外力帮助的情况下，身体或肢体不能做细微移动	严重受限：身体或肢体的体位改变，但是不能独立地做出频繁或明显改变	轻度受限：身体或肢体偶尔可出现轻微的体位改变，但是变化较微	在无帮助的情况下，能做出频繁的、幅度大的体位改变
营养：日常饮食类型	极差：从未吃完一顿完整的饭；每天摄食很少大于供给饮食的1/3；每天摄入蛋白质（肉或乳制品）摄入≤60g；进食液体较少；不进食液体食品添加物；或禁食水或静脉补充营养素或>5天	相当不足：很少完整的进食，通常进食正常饮食的一半；每天进食蛋白质（肉或乳制品）仅摄入85g；偶尔摄取食品添加物；或摄取液体的量或管饲饮食能达到适宜的量	充足：摄入一半以上的正常饮食，正常进食肉食，每天进食肉或乳制品的量为120g；偶尔拒绝进食，但通常会进食补充物；或鼻饲或全肠外营养配方（几乎满足机体所需全部营养物质）	极好：几乎每餐都进食，从不拒食，通常每天摄品的量≥120g；偶尔两餐之间加餐；不需要补充营养
摩擦力和剪切力	存在问题：需要帮助来移动患者，完全抬起患者而不使之与床单摩擦是不可能的。在床上或椅子上患者经常滑落，需要最大限度地帮助患者变换体位；痉挛、挛缩、焦虑可引起持久的摩擦力	潜在问题：移动无力，需要一定的帮助，移动过程中皮肤可能会与床单、椅子、障碍物或其他设施产生摩擦；在椅子或床上能够维持较好的体位，偶尔会滑下	无明显问题：能够独立在床上或椅子上移动，移动时能独立支撑体重；在床上或椅子上能维持好的体位	

十二、下肢静脉溃疡的压力治疗

（一）下肢静脉溃疡压力治疗的作用机制

造成下肢静脉溃疡（venous leg ulcer，VLU）的主要原因是静脉高压，压力治疗可以挤压静脉，使静脉瓣膜加强闭合，改善静脉血液回流，减轻水肿，进而促进局部皮肤溃疡的伤口愈合。

（二）压力治疗方案

各级下肢静脉溃疡压力治疗方案见表 3-45。

表 3-45　压力治疗方案

下肢静脉溃疡分级	临床表现	压力治疗方案
C0	无可见或可触及的静脉疾病表现	一级梯度弹力袜预防
C1	网状静脉扩张，踝关节水肿	一级梯度弹力袜预防
C2	突出于皮肤的静脉曲张	一级或二级梯度弹力袜
C3	静脉曲张，同时伴有下肢水肿	二级梯度弹力袜
C4	皮肤改变：色素沉着、湿疹、肢端硬皮病、皮肤萎缩斑	梯度弹力袜或长延展绷带
C5	伴有已愈合的溃疡	梯度弹力袜或长延展绷带
C6	伴有活动性溃疡	短延展绷带

（三）压力治疗的方法

压力治疗是下肢静脉溃疡保守治疗的"金标准"。用于压力治疗的工具包括弹力绷带（图 3-23）、梯度弹力袜（图 3-24）、连续梯度间歇性充气加压泵（sequential gradient intermittent pneumatic compression，IPC）（图 3-25）。

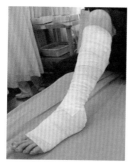

▷ 图 3-23　弹力绷带

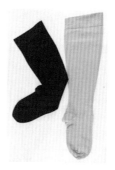

▷ 图 3-24　梯度弹力袜

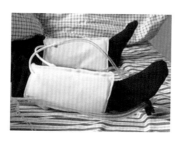

▷ 图 3-25　IPC

1. 弹力绷带　消肿期建议压力治疗以绷带治疗为主。目前临床上可选择的绷带种类繁多，常见的有无弹力绷带、短延展绷带、长延展绷带、多组分绷带系统、可调节绷带等。建议使用多组分、高压力、弹力绷带。使用弹力绷带时每层绷带均采用螺旋方式按 50% 重叠从远端足背开始依次向近心端缠绕（图 3-26），包扎时保持均匀适当的力量拉紧绷带，避免用力过度，预防远端肢体血供不足。

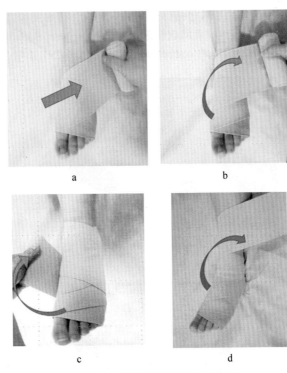

a

b

c

d

▶ 图 3-26　弹力绷带以螺旋方式缠绕

2. 梯度弹力袜　维持期进行压力治疗时建议采用梯度弹力袜。梯度弹力袜通过在下肢施加一系列梯度压力，以促进下肢静脉血液回流，同时还可以缓解静脉高压，增强骨骼肌泵功能，改善淋巴回流。目前梯度弹力袜按照施加于足踝表面的压力级别分为 5 级，按长度分为膝下型、膝上型、连腰型等（其中以膝下型、膝上型较为常用）。VLU 已愈合的患者，建议仍采用梯度弹力袜来降低溃疡复发的风险。

3. IPC　是传统压力治疗的有效补充和替代治疗方法，当常规压力治疗不可用或加压治疗效果不佳时，建议使用辅助性 IPC。建议每天 2 次 IPC 治疗，每次治疗时间为 30～60 分钟，治疗压力为 30～50mmHg。IPC 与弹力绷带或梯度弹力袜配合使用，可加速溃疡愈合。

（四）压力治疗的注意事项

1. 静脉溃疡合并动脉缺血时，溃疡极难愈合，压力治疗对于动脉闭塞或缺血患者来说会加重病情，加重组织缺血会导致肢体坏疽和截肢风险。因此，需要正确使用梯度弹力袜，一般要求患者 ABI＞0.8，如 ABI＜0.5 时应禁止压力治疗。静脉性溃疡及动脉性溃疡的区别见表 3-46。

表 3-46　静脉性溃疡及动脉性溃疡的区别

症状/体征	静脉性溃疡	动脉性溃疡
部位	内踝上方或附近（足靴区）	足趾、足边缘及下肢外侧面
进展	缓慢	较快
溃疡表现	浅表，深部组织未受累	经常深达肌壁或肌肉
下肢表现	棕色色素沉着、静脉曲张、湿疹，触之温暖	皮肤发亮，触之冰冷，抬高下肢时苍白、垂下时变紫蓝色
疼痛	疼痛多样化	非常疼痛，尤其夜间，腿垂下可适当缓解
既往史	深静脉血栓形成、静脉炎、静脉曲张	外周血管病、缺血性心脏病、糖尿病

2. 加压包扎时，应注意保持功能位、松紧适度，同时应注意有无绷带过敏等情况。

3. 使用时间　梯度弹力袜建议晨起时穿，睡前脱下；为预防复发，应长期穿戴，伤口溃疡的患者长期使用压力治疗有助于溃疡的愈合及避免溃疡的复发；梯度弹力袜随着使用频次及时间的增加，其弹性下降，建议每6个月更换一次。

4. 梯度弹力袜及弹力绷带的保养及护理　不必频繁清洗，温水（≤40℃）即可，建议使用中性洗涤剂清洗，于阴凉处晾干；为避免梯度弹力袜或弹力绷带弹性或压力值下降，勿机洗，勿拧干，勿置于阳光下暴晒。

5. 周围皮肤的护理　静脉溃疡处周围皮肤常伴色素沉着，且有大量皮屑，可清洁局部皮肤后使用润肤剂滋润下肢皮肤，避免用力抓挠。

参考文献

[1] 郑月宏，梅家才，汪涛. 下肢静脉曲张治疗精要 [M].
南京：东南大学出版社，2016.

[2] 李春民，郑月宏，王璐. 血管压力治疗 [M]. 北京：
人民卫生出版社，2021.

[3] 陈跃鑫，郑月宏. 协和外周血管药物治疗学 [M]. 北
京：中国协和医科大学出版社，2022.

[4] 赵久良，冯云璐. 协和内科住院医师手册 [M]. 2 版.
北京：中国协和医科大学出版社，2014.

[5] 赵玉沛，陈孝平. 外科学 [M]. 3 版. 北京：人民卫
生出版社，2015.

[6] 刘昌伟，吴巍巍，陈跃鑫，等. 血管外科临床手册
[M]. 北京：人民军医出版社，2012.

[7] 陈孝平. 外科学 [M]. 2 版. 北京：人民卫生出版社，
2010.

[8] 郭伟，符伟国，陈忠，译. 卢瑟福血管外科学 [M].
北京：北京大学医学出版社，2012.

[9] 李小寒，尚少梅. 基础护理学 [M]. 6 版. 北京：人
民卫生出版社，2017.

[10] 李乐之，路潜. 外科护理学 [M]. 6 版. 北京：人民
卫生出版社，2017.

[11] 黄人健，李秀华. 外科护理学 [M]. 北京：科学出版
社，2018.

[12] 任蔚虹，王惠琴. 临床骨科护理学 [M]. 北京：中国
医药科技出版社. 2007.

[13] 梅西埃（美）. 实用骨科学精要 [M]. 戴闽，姚浩群，

译. 6 版. 北京：人民军医出版社. 2016.

[14] 万学红，卢雪峰. 诊断学［M］. 9 版. 北京：人民卫生出版社，2018.

[15] 唐中，周京国. 医学检验项目与临床应用［M］. 四川：四川大学出版社，2012.

[16] JONATHAN D. BEARD，PETER A. GAINES，IAN LOFTUS. 血管和腔内血管外科学［M］. 陈忠，王盛，译. 5 版. 北京：北京大学医学出版社，2016.

[17] 张福先，王深明. 静脉血栓栓塞症诊断与治疗［M］. 北京：人民卫生出版社，2013.

[18] 王泠，胡爱玲. 伤口造口专科护理［M］. 北京：人民卫生出版社，2018.

[19] 中华医学会外科学分会血管外科学组. 深静脉血栓形成的诊断和治疗指南（第三版）［J］. 中华普通外科杂志，2017，32（9）：807-812.

[20] 中华医学会外科学分会，中华医学会麻醉学分会. 加速康复外科中国专家共识及路径管理指南（2018 版）［J］. 中国实用外科杂志，2018，38（1）：1-20.